まちがいさがしは 脳を瞬間的・総合的に強化できる極めて高度な脳トレ

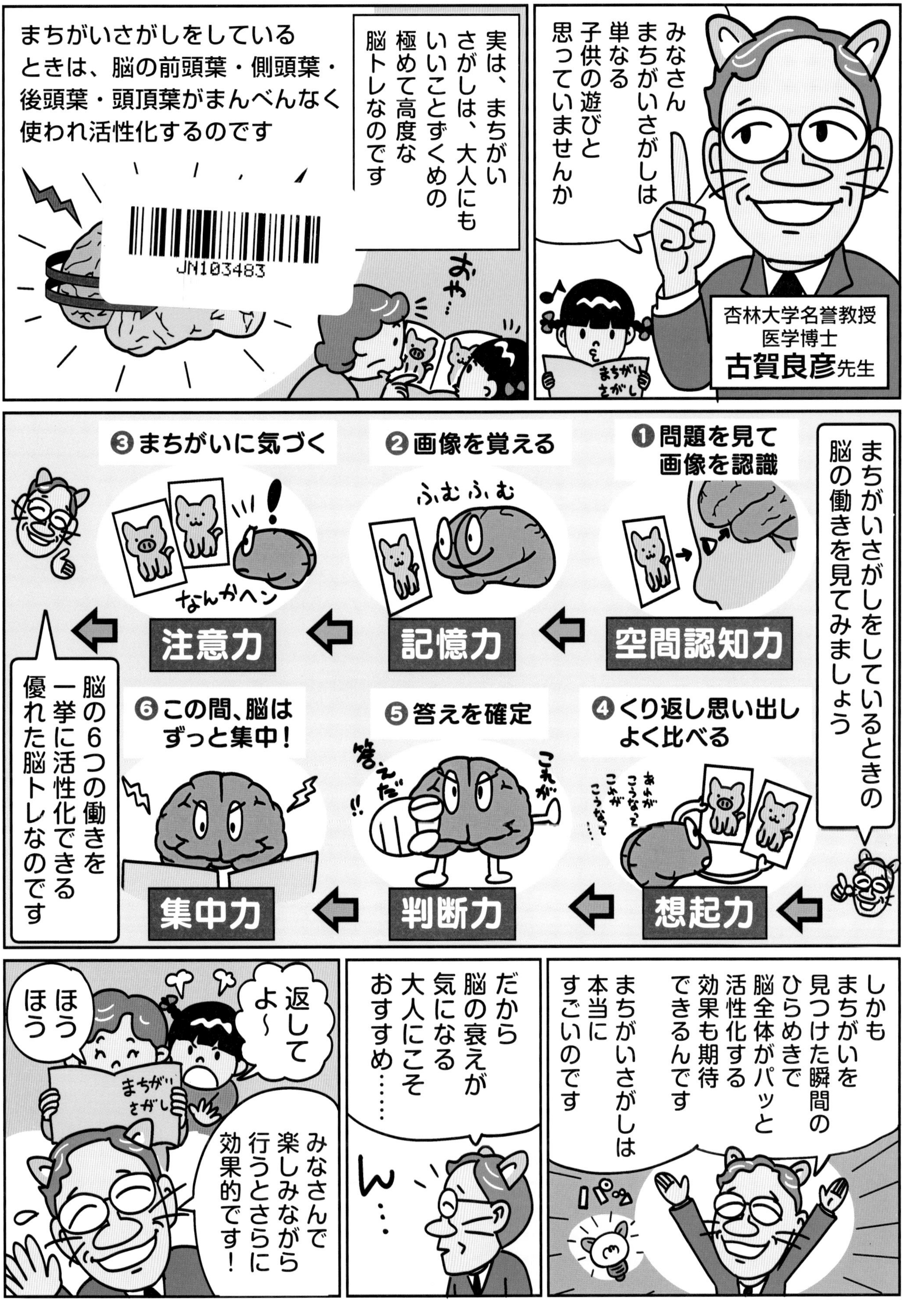

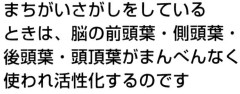

みなさん まちがいさがしは 単なる 子供の遊びと 思っていませんか
杏林大学名誉教授
医学博士
古賀良彦先生
まちがいさがし
実は、まちがいさがしは、大人にもいいことずくめの極めて高度な脳トレなのです
まちがいさがしをしているときは、脳の前頭葉・側頭葉・後頭葉・頭頂葉がまんべんなく使われ活性化するのです
おや…
まちがいさがしをしているときの脳の働きを見てみましょう
❶問題を見て画像を認識
空間認知力
❷画像を覚える
ふむふむ
記憶力
❸まちがいに気づく
なんかヘン
注意力
❹くり返し思い出しよく比べる
あんがこうなってこんがこうなって…
想起力
❺答えを確定
これが
答えだ!!
判断力
❻この間、脳はずっと集中!
集中力
脳の6つの働きを一挙に活性化できる優れた脳トレなのです
しかも まちがいを 見つけた瞬間の ひらめきで 脳全体がパッと 活性化する 効果も期待 できるんです
まちがいさがしは 本当に すごいのです
パッ
だから 脳の衰えが 気になる 大人にこそ おすすめ……
ん…
返してよ～
ほうほう
まちがいさがし
みなさんで楽しみながら行うとさらに効果的です!

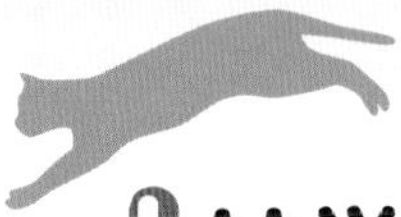

「まちがいさがし」は単なる子供の遊びではなく、衰えやすい6大脳力が一挙に強まるすごい脳トレ

本当はすごい「まちがいさがし」

誰もが一度は楽しんだ経験がある「まちがいさがし」。**大人も子供もつい夢中**になってしまう不思議な魅力があることは、よくご存じでしょう。

実は､このまちがいさがし､**単なる「子供の遊び」ではない**ことが、脳科学的に明らかにされつつあります。何を隠そう、**脳のさまざまな部位の働きを瞬間的・総合的に強化できる、極めて高度な脳トレ**であることがわかってきたのです。

普段の生活で**テレビばかりみて**いたり、**ずっとぼんやり**していたりすると、脳はどんどん衰えてしまいます。記憶力が衰えて**物忘れ**が増えたり、集中力が低下して**飽きっぽく**なったり、注意力や判断力が弱まって**うっかりミス**が生じたり、感情をコントロールできなくなって**怒りっぽく**なったり、**やる気が減退**したりしてしまうのです。

そうした脳の衰えを防ぐ毎日の習慣としてぜひ取り入れてほしいのが、まちがいさがしです。脳は大きく４つの領域（前頭葉・頭頂葉・側頭葉・後頭葉）に分けられますが、まちがいさがしを行うと、その**すべての領域が一斉に活性化する**と考えられるからです。

まちがいさがしで出題される絵や写真の視覚情報はまず脳の**後頭葉**で認識され、**頭頂葉**で位置関係や形などが分析されます。次に、その情報は**側頭葉**に記憶されます。その記憶を頼りに、脳のほかの部位と連携しながら、意識を集中させてまちがいを見つけ出すのが、思考・判断をつかさどる脳の司令塔**「前頭葉」**の働きです。

あまり意識することはないと思いますが、まちがいさがしは、**脳の４大領域を効率よく働かせることができる稀有《けう》な脳トレ**でもあるのです。

まちがいさがしをするときの脳の各部位の働き

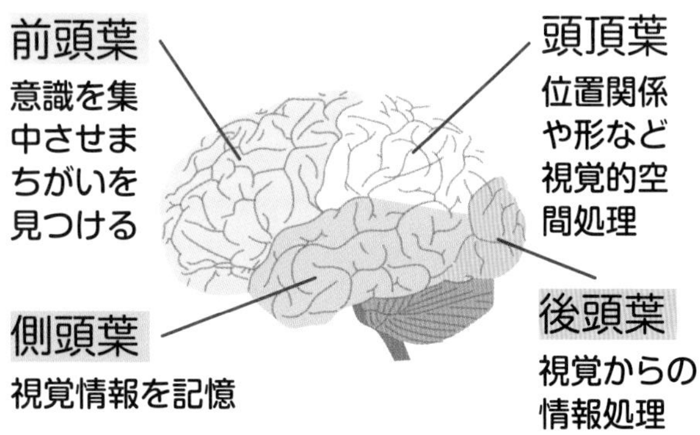
前頭葉
意識を集中させまちがいを見つける
頭頂葉
位置関係や形など視覚的空間処理
側頭葉
視覚情報を記憶
後頭葉
視覚からの情報処理

記憶力など6つの脳力を瞬間強化する高度な脳トレ

まちがいさがしが脳に及ぼす効果について、さらにくわしく見ていきましょう。

まず、まちがいさがしは脳トレのジャンルの中で、**「記憶系」**に分類されます。問題を解くには記憶力が必要になると同時に、まちがいさがしを解くことによって記憶力が強化されるのです。

実際に、２つ並んだ絵や写真からまちがい（相違点）を見つけるには、以下のような脳の作業が必要になってきます。

第一に、２つの絵や写真の細部や全体を視覚情報としてとらえ、一時的に覚える必要が出てきます。ここには**「空間認知」と「記憶」**の働きがかかわってきます。

第二に、直前の記憶を思い起こして、記憶にある視覚情報と今見ている絵や写真との間に相違点がないかに意識を向けていくことになります。ここで**「想起」と「注意」**の働きが必要になります。

第三に、相違点が本当に相違点であると気づくには、確認作業と**「判断」**力が必要になります。

そして、こうした一連の脳の働きを幾度となくくり返すためには、相応の**「集中」**力を要します。

つまり、まちがいさがしを解く過程では、主に**①記憶力（覚える力）**だけでなく、**②集中力（関心を持続する力）**、**③注意力（気づく力）**、**④判断力（正しく認識・評価する力）**、**⑤想起力（思い出す力）**、**⑥空間認知力（物の位置や形状、大きさを認知する力）**という**「６大脳力」**が総動員されるのです。

脳はある意味で筋肉と似ています。何歳になっても、使えば使うほど強化されます。つまり、まちがいさがしは、年とともに衰えやすい「６大脳力」を一挙に強化できる、極めて高度な脳トレだったのです。私が冒頭で「単なる子供の遊びではない」といった理由は、ここにあるわけです。

まちがいを見つけた瞬間　脳全体がパッと活性化

それだけではありません。まちがいさがしが優れているのは、「あ、ここが違う！」と気づいた瞬間に、一種の喜びに似た感覚を伴う**「ひらめき」**が生まれることです。このひらめきがまた、脳にとって最良の刺激になるのです。

新しいアイデアを思いついた瞬間、悩み事が解決した瞬間、何かをついに成し遂げた瞬間など、私たちがひらめきをひとたび感じると気分が高揚し、その瞬間に脳は一斉に活性化するのです。みなさんもこうした経験をしたことがあるでしょう。暗い気持ちがパッと晴れるような、暗闇の中、電球の明かりがパッと光るような、そんな感覚です。

まちがいさがしは、こうした**ひらめきに似た感覚を日常で手軽に体験できる優れた脳トレ**でもあるのです。

本書のまちがいさがしには、１問につき５つのまちがいが隠れています。つまり、ひらめきに似た感覚を体験できるチャンスが、１問につき５回も用意されているのです。

ねこのかわいい表情やしぐさにときめきを感じて癒される脳活

まちがいさがしの脳活効果

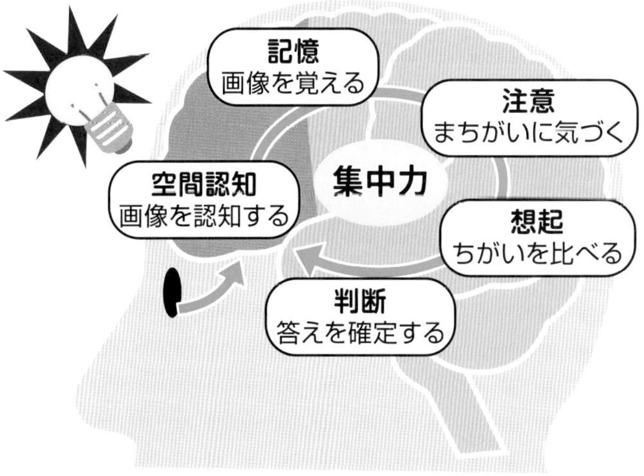
記憶
画像を覚える
注意
まちがいに気づく
空間認知
画像を認知する
集中力
想起
ちがいを比べる
判断
答えを確定する

おまけに、本書のまちがいさがしの題材は、みんな大好きな**「ねこの写真」**。表情豊かなねこたちの愛くるしい瞬間が集められています。

暗いニュースが多い昨今、**かわいさを極めたねこたちの表情やしぐさ**を見るだけで、**思わず顔がほころび、心が癒され、暗い気持ちがフッと軽くなる**のではないでしょうか。イライラや不安などネガティブな感情も、知らないうちに晴れやかで前向きな気分になっているかもしれません。

ねこなどの動物のかわいらしい姿を見ることは、人間の根源的な感情に働きかけて、**気持ちを明るく前向きに整えてくれる不思議な癒し効果**があるように思えてなりません。事実、**認知症の患者さんたちに動物と触れ合ってもらったり、動物の写真を見てもらったりすると、表情がパッと明るくなり、失われていた記憶を取り戻したり、不可解な言動が減ったりすることを、日々の診療でよく経験します。**

まちがいさがしをするときは、ねこたちのフワフワとした毛並みの感触、ゴロゴロとのどを鳴らしながらスヤスヤ眠るようす、どんな鳴き声を発しているのかなど、写真には見られない情報にも**想像**を巡らせてみるのもいいでしょう。脳全体のさらなる活性化につながるはずです。

さらに、まちがいさがしをするときは、一人でじっくり解くのもいいですが、家族や仲間とワイワイ競い合いながら取り組むのもいいでしょう。「ねこってこんな行動をするよね」「ここがかわいいよね」と、**ねこの話に花を咲かせながら取り組むと、自然と円滑なコミュニケーションが生まれ、脳にとってさらにいい効果が期待**できます。

最近、「脳への刺激が足りない」「ついボンヤリしてしまう」「ボーッとテレビばかりみている」……そんな人こそ、まちがいさがしの新習慣を始めてみましょう。めんどうなことは何一つありません。何しろ**「にゃんと１分見るだけ！」**でいいのですから。それだけで、**記憶力をはじめとする脳の力を瞬間強化**することにつながるのです。

まだ半信半疑の方は、問題に取り組んでみてください。一とおりクリアするころには、**１分以内にまちがいを探すときの「ドキドキ」と「ワクワク」、そしてねこのかわいさに思わずキュンとしてしまう「ときめき」**で、夢中になっているはずです。**ときめきを感じて癒されながら没頭して脳を活性化できるねこのまちがいさがし**は、まさに最強の脳トレの一つといっていいでしょう。

まちがいさがしの6大効果

空間認知力を強化

物の位置や形状、大きさを正確に把握する脳力が高まるので、物をなくしたり、道に迷ったり、何かにぶつかったり、転倒したり、車の運転ミスをしたりという状況を避けやすくなる。

記憶力を強化

特に短期記憶の力が磨かれ、物忘れをしたり、物をなくしたり、同じ話を何度もしたり、仕事や料理などの作業でモタついたりすることを防ぎやすくなる。

想起力を強化

直前の記憶を何度も思い出す必要があるので想起力が磨かれ、人や物の名前が出てこなくなったり、アレソレなどの言葉が増えたり、会話中に言葉につまったりするのを防ぎやすくなる。

注意力を強化

些細な違いや違和感に気づきやすくなるため、忘れ物や見落としが少なくなり、うっかりミスが防げて、めんどうな家事や仕事もまちがいなくこなせるようになる。

判断力を強化

とっさの判断ができるようになるため、道を歩いているときに車や人をうまく避けられたり、スーパーなどで商品を選ぶときに的確な選択が素早くできたりする。

集中力を強化

頭がさえている時間が長くなり、テレビのニュースや新聞の内容をよく理解できて、人との会話でも聞き逃しが少なくなる。根気が続くようになり趣味や仕事が充実してくる。

●本書のまちがいさがしのやり方●

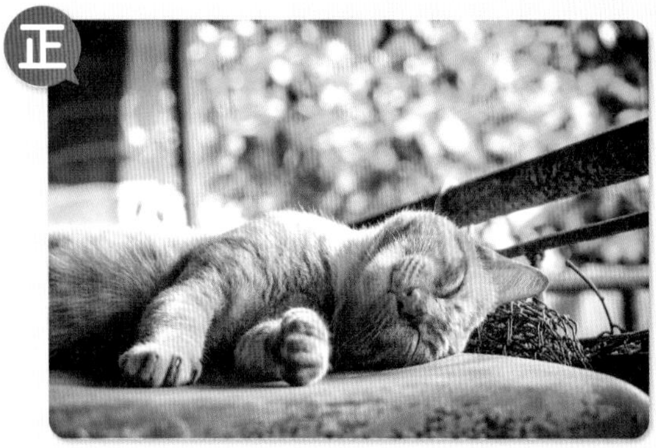

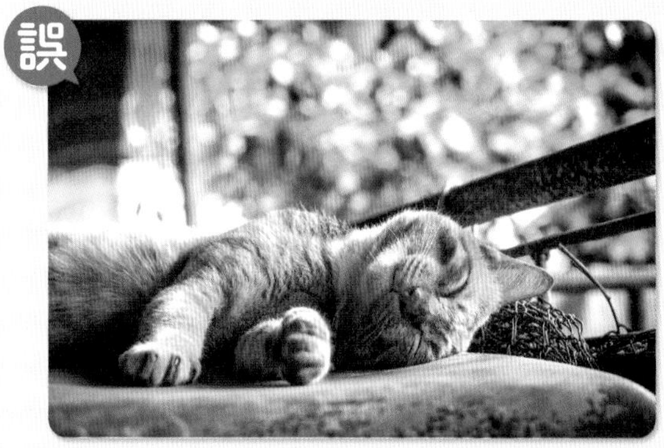

「正」と「誤」を見比べて、まず、１分間にまちがい（相違点）を何個見つけられるか数えてください。
１問につきまちがいは5つ隠れています。全部見つけられなかったときは、次に、5つのまちがいをすべて見つけるまでの時間を計測してください。楽しみながら解くのが、脳活効果を高めるコツです。

1 お出迎えねこ

ようこそ
ねこのまちがいさがしの
世界へ♡

1分で見つけた数	個
全部見つけるまでの時間	分　秒

正

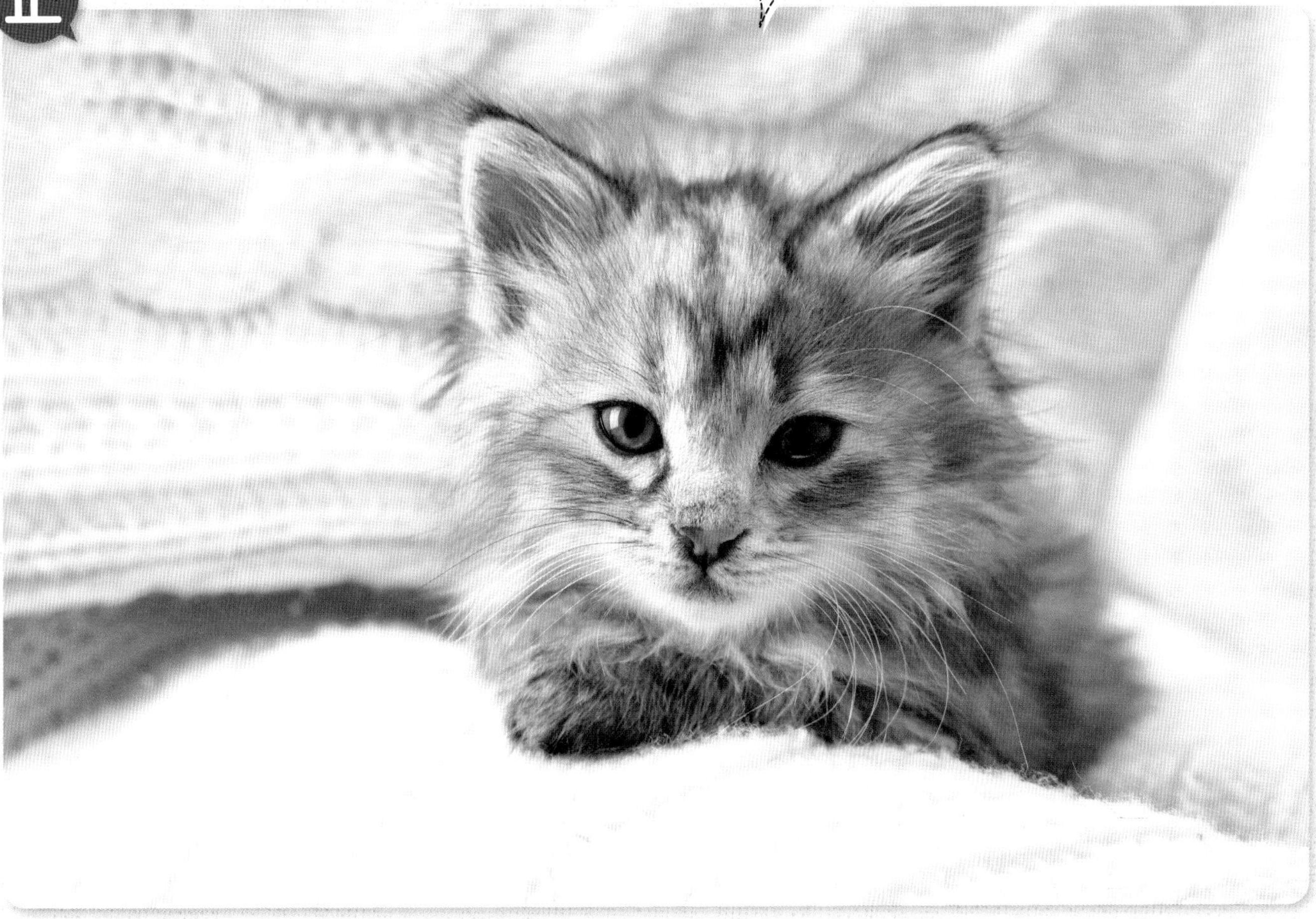

誤

まちがいは5つ。1分で探してにゃ。

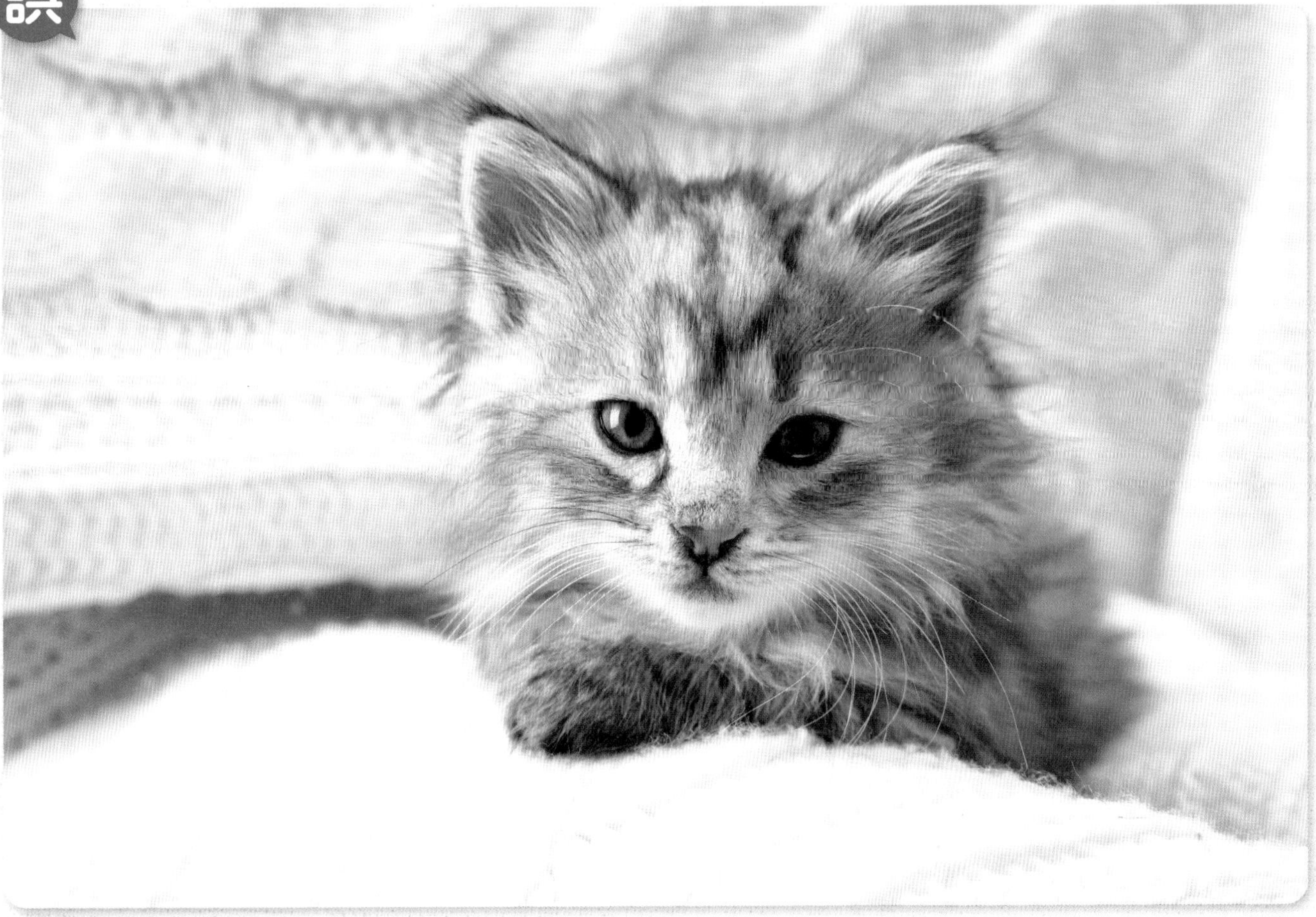

➡解答は64ページ

2 名画ねこ

あのー、描く人は
モネさんでお願いします

1分で見つけた数	個	
全部見つけるまでの時間	分	秒

正

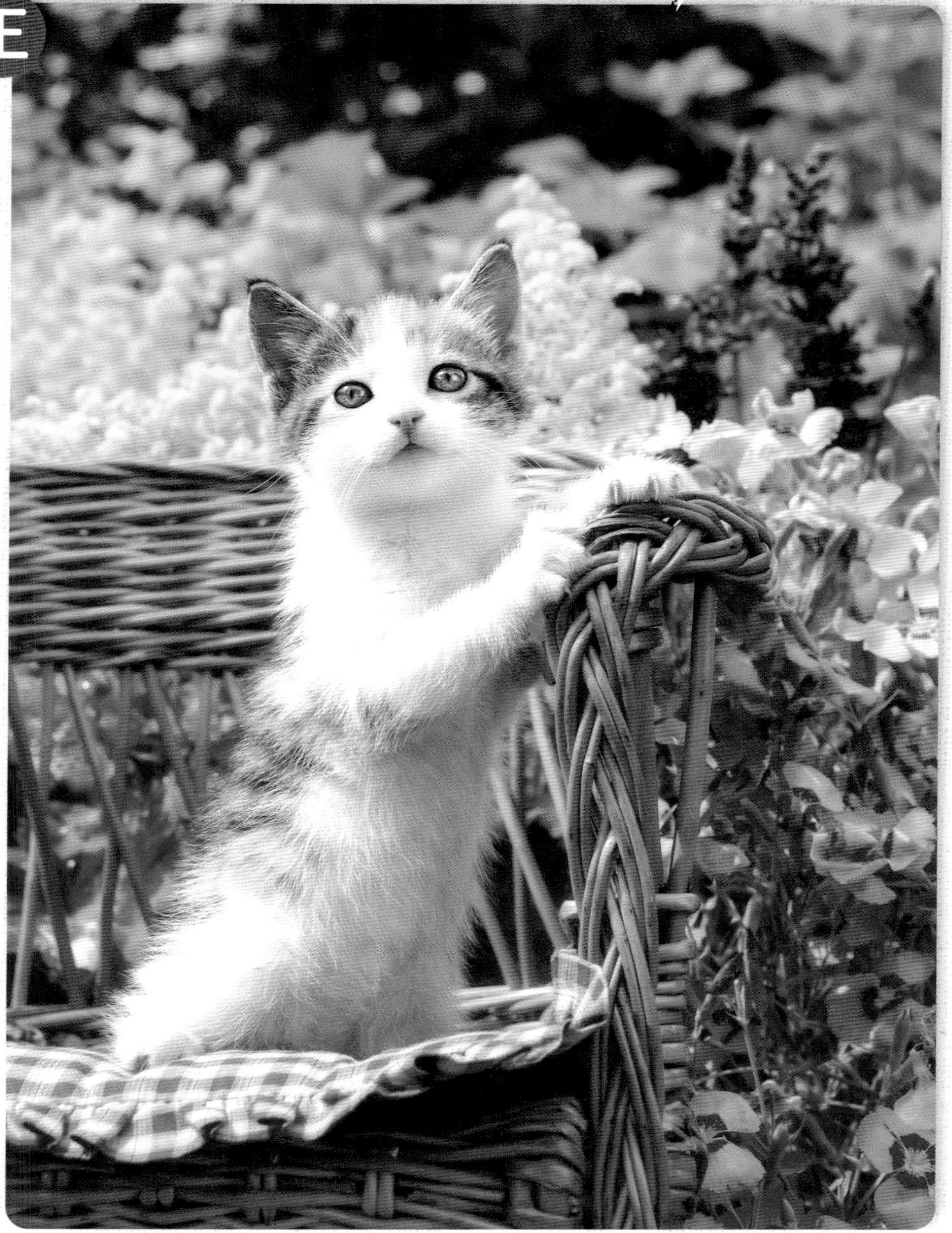

誤

まちがいは5つ。1分で探してにゃ。

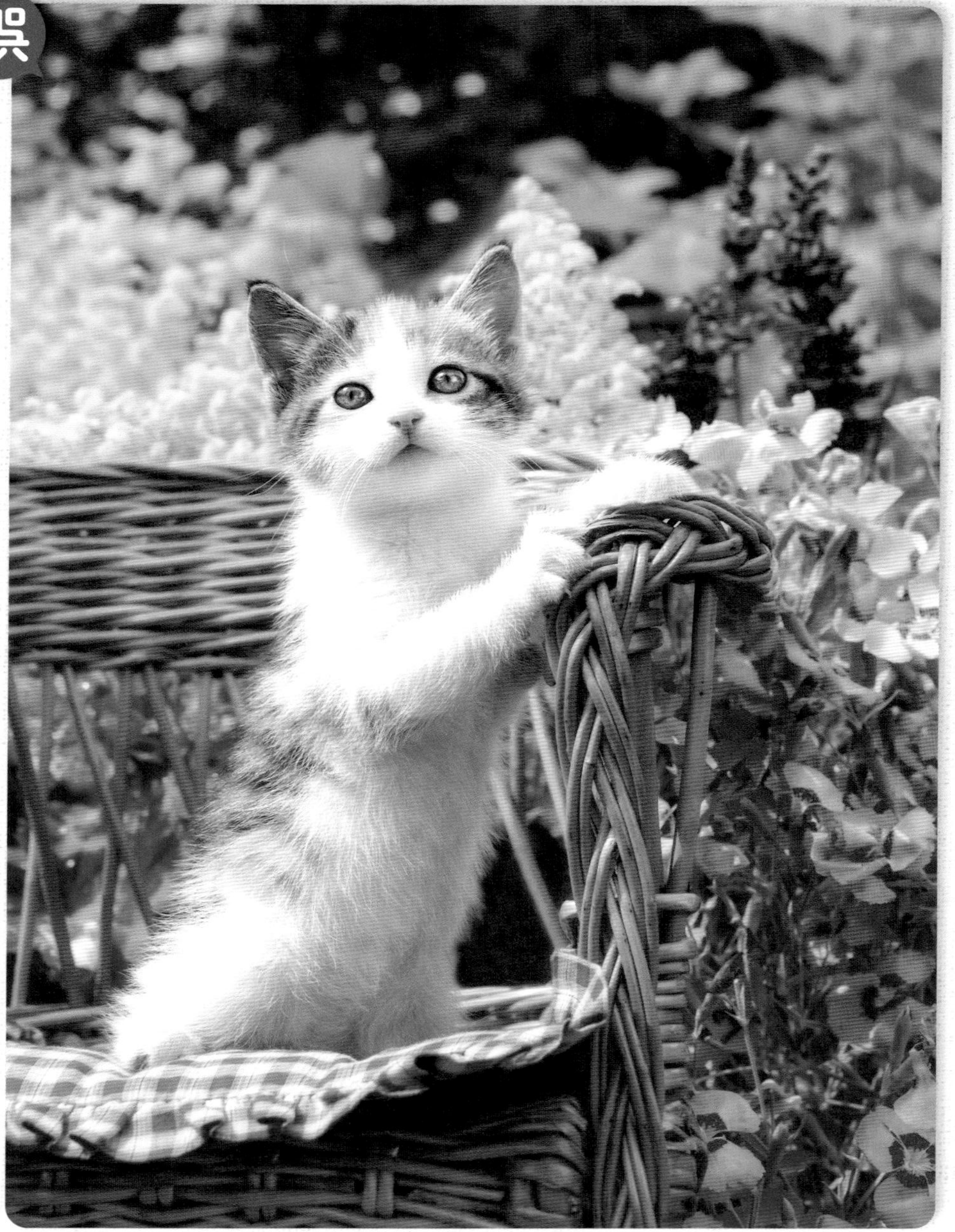

➡解答は64ページ

3 あきらめねこ

この毛糸、
ほどけないから
もう寝るにゃ

1分で見つけた数	個
全部見つけるまでの時間	分　秒

正

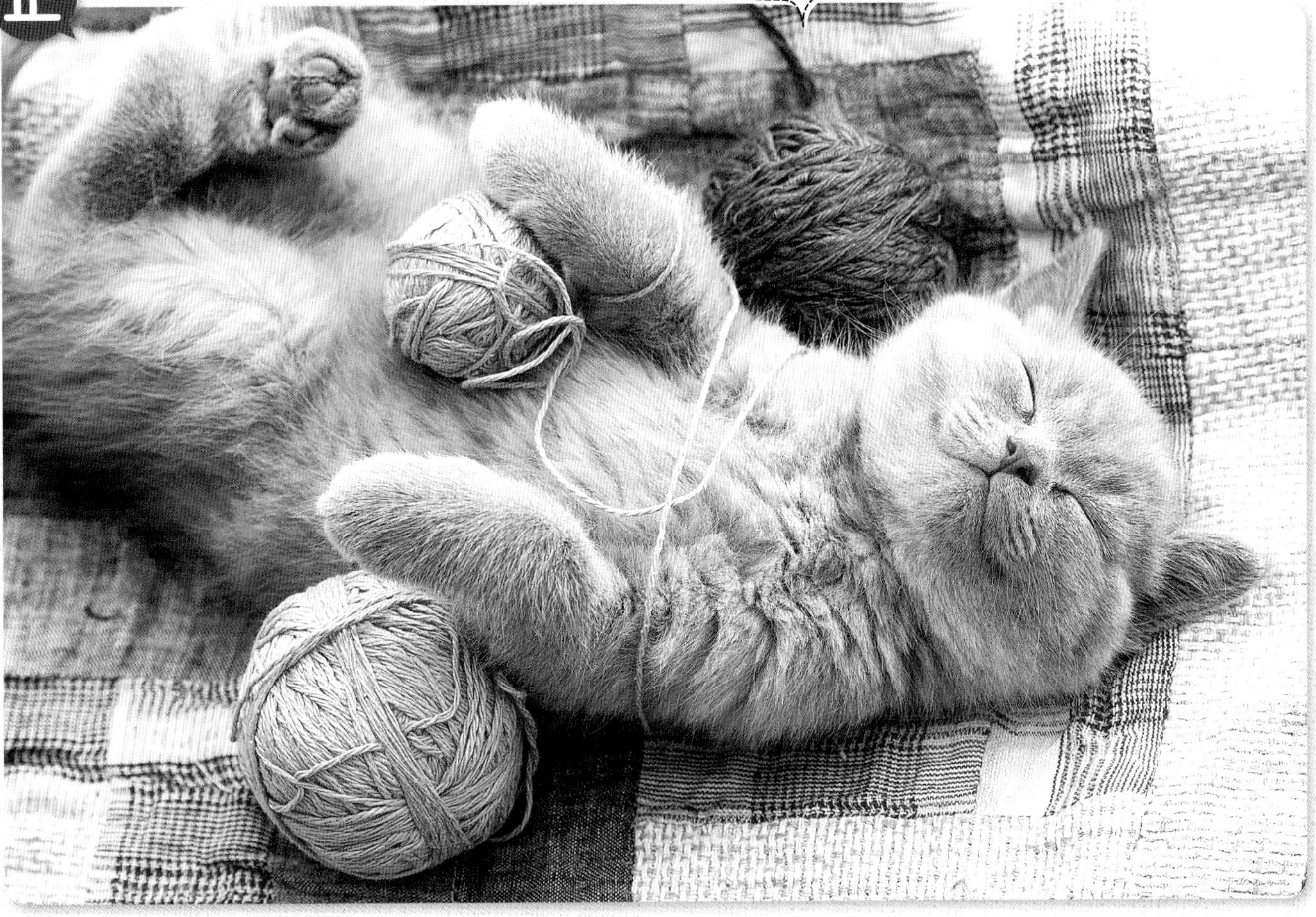

誤　まちがいは5つ。1分で探してにゃ。

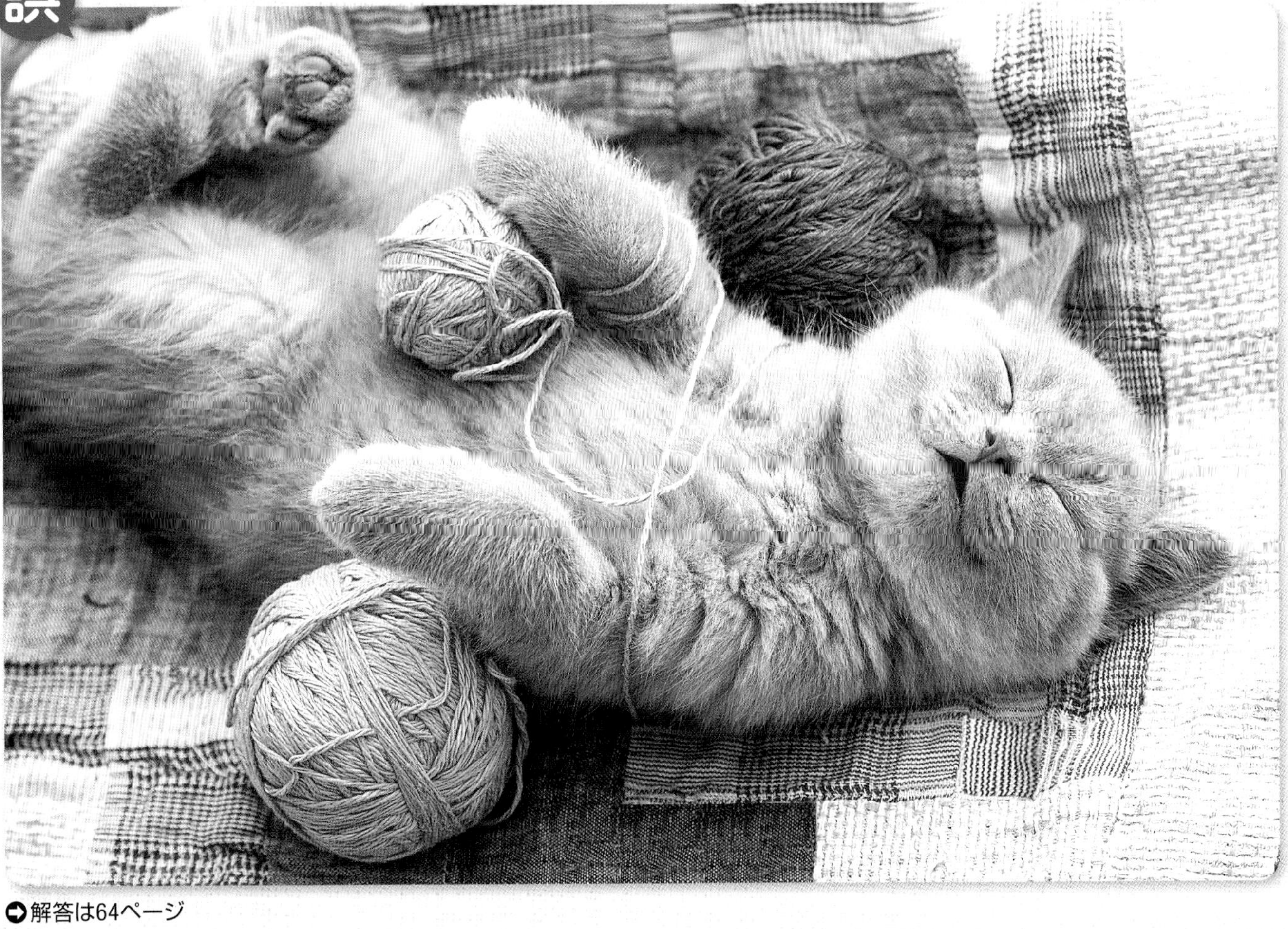

➡解答は64ページ

4 放牧ねこ

ヒツジさん
今日は15時には
戻ってきてにゃ

1分で見つけた数	個
全部見つけるまでの時間	分　秒

正

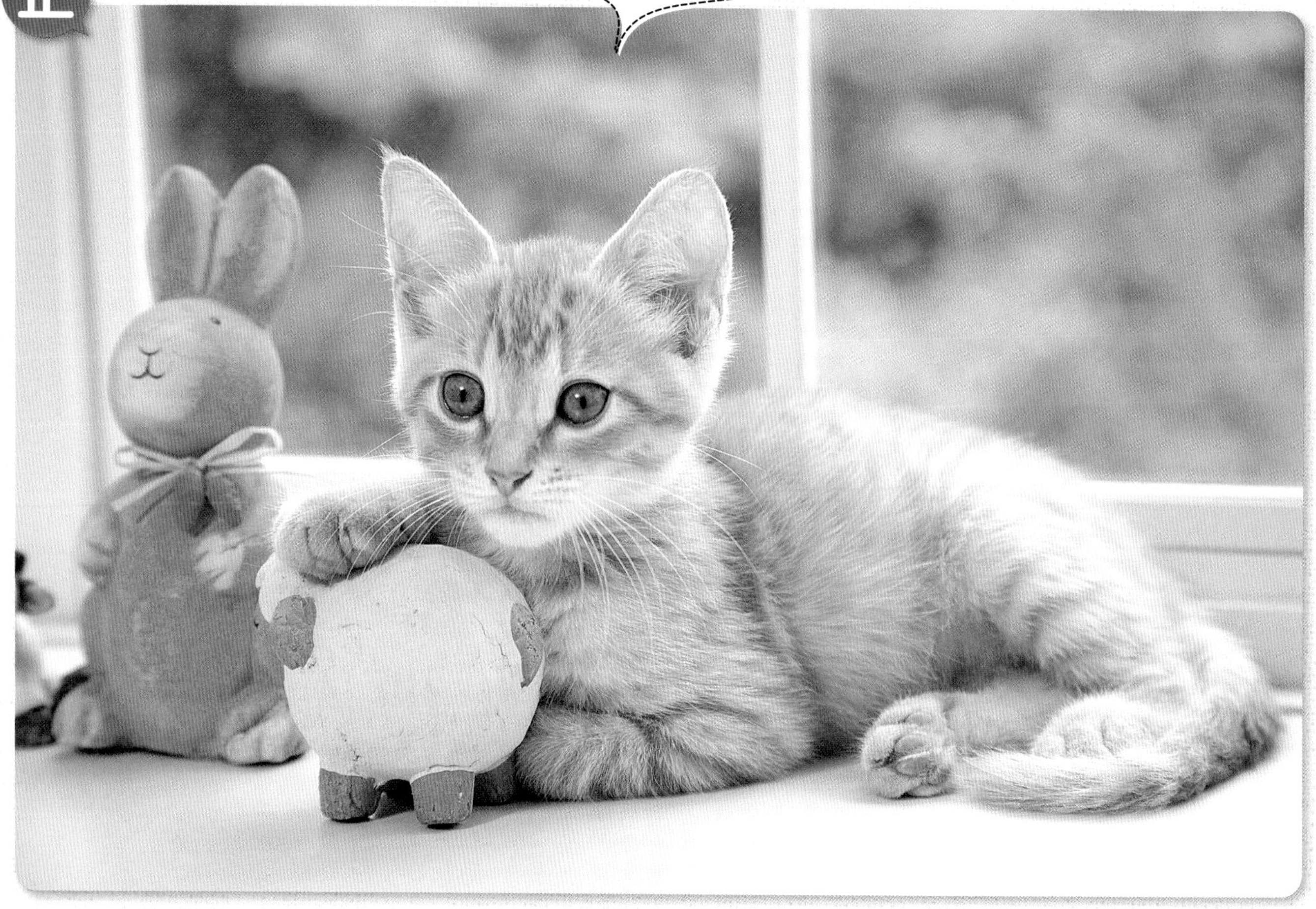

誤　まちがいは5つ。1分で探してにゃ。

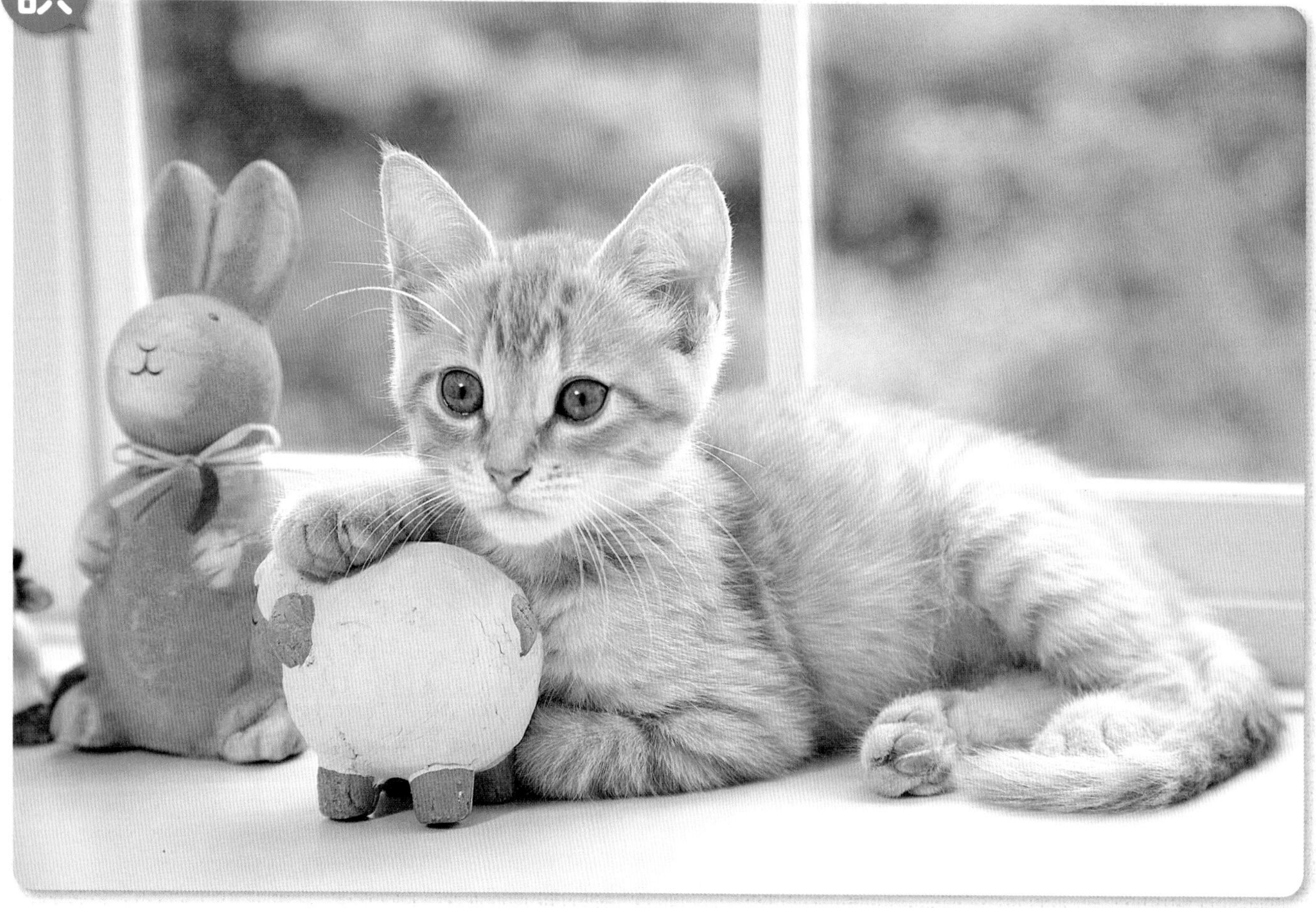

➡解答は64ページ

5 タオルねこ

あれれ？
おててをふいてると
糸が出てくるの

1分で見つけた数	個
全部見つけるまでの時間	分　秒

正

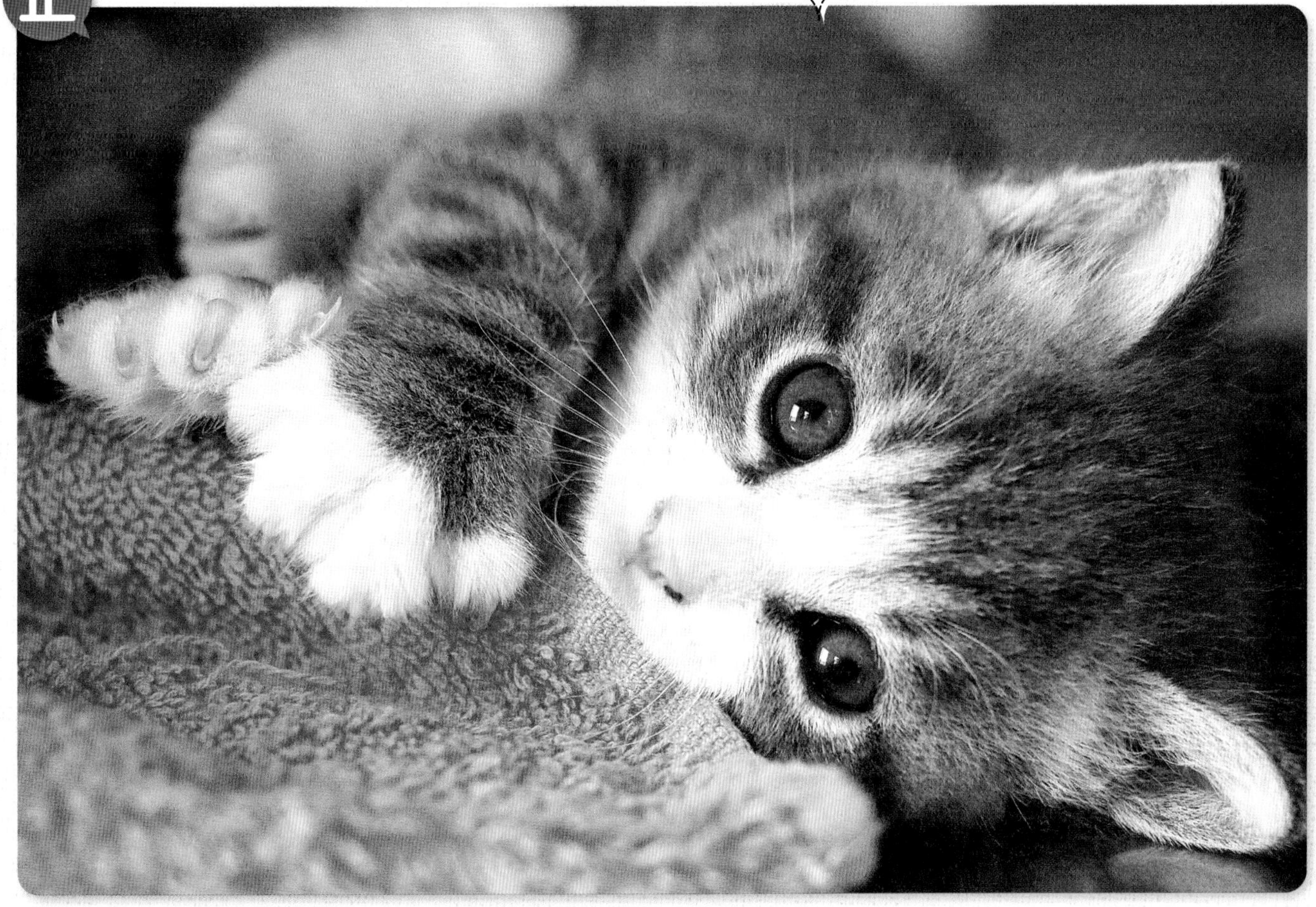

誤　まちがいは5つ。1分で探してにゃ。

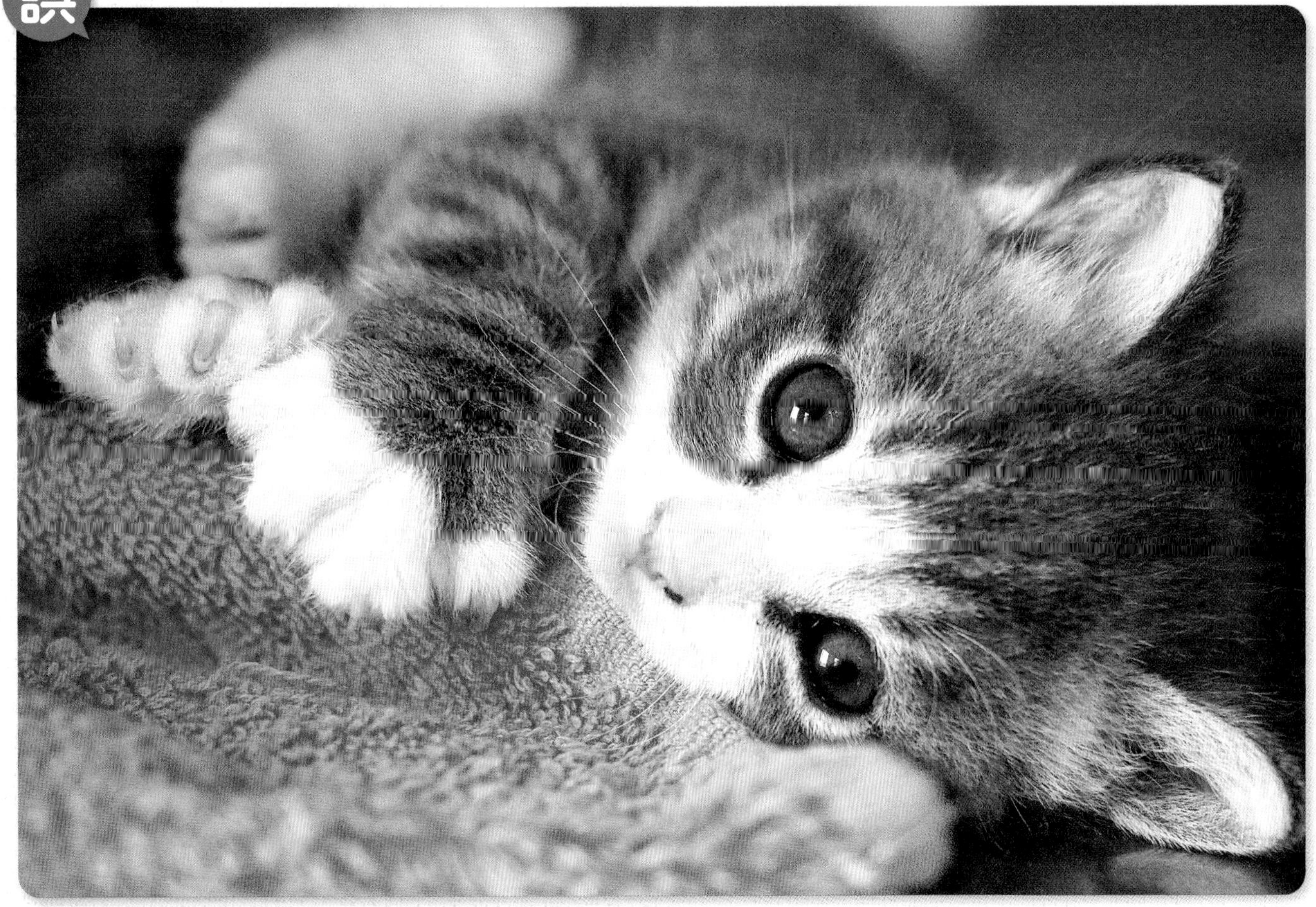

➡解答は64ページ

6 いいなずけねこ

大人になったら
この人と
結婚するにゃ

1分で見つけた数		個
全部見つけるまでの時間	分	秒

正

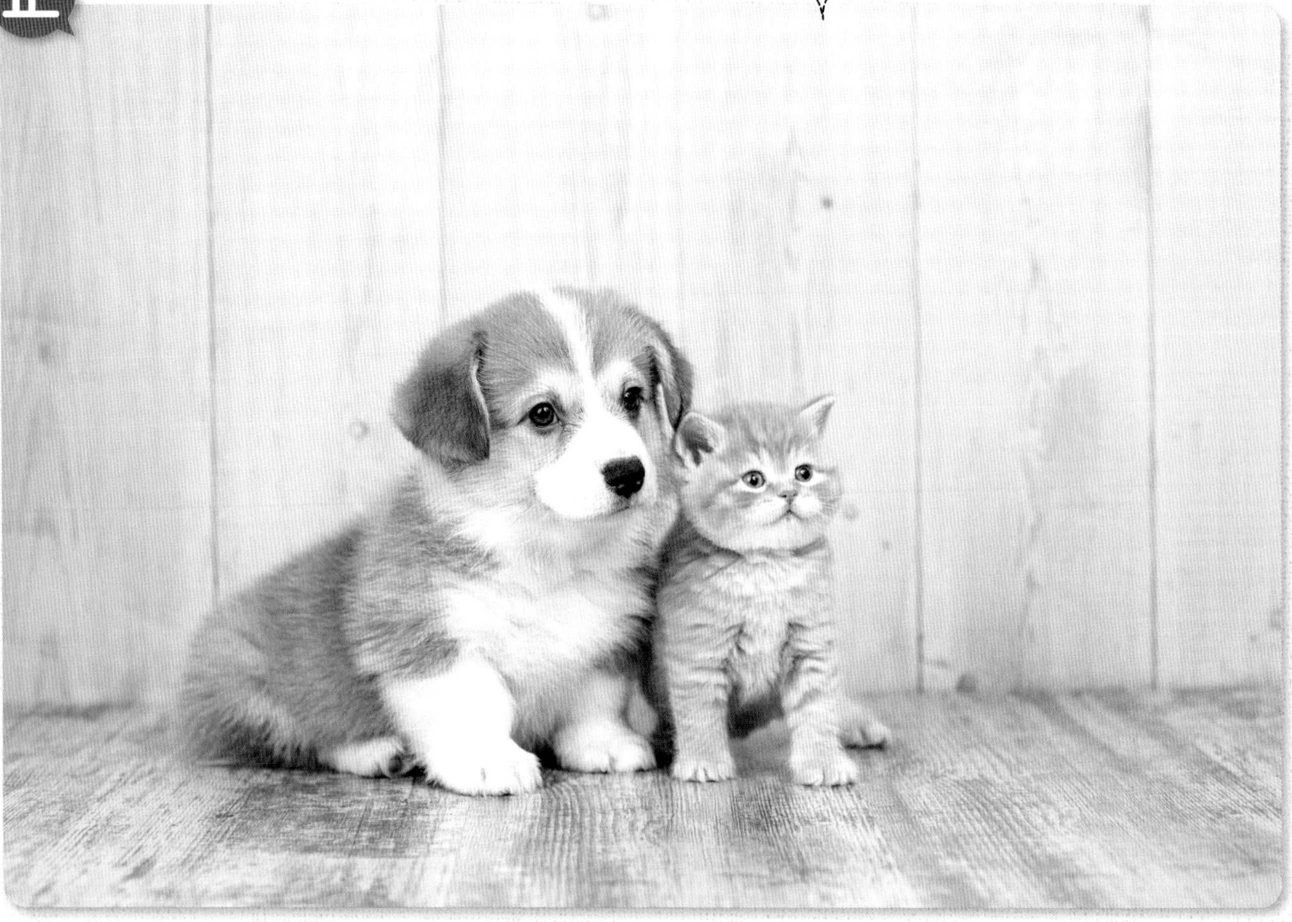

誤 まちがいは5つ。1分で探してにゃ。

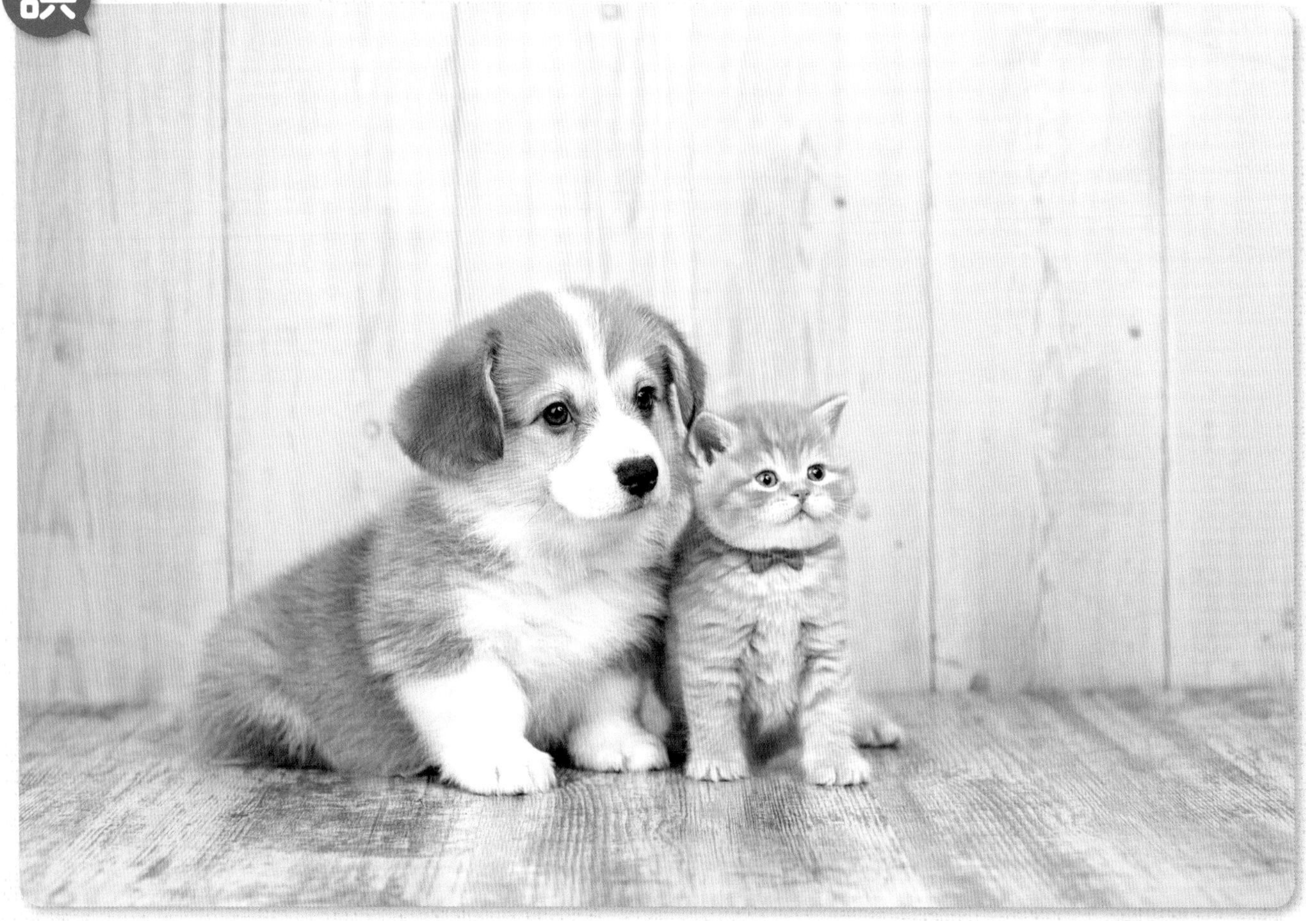

➡解答は64ページ

7 ベンチねこ

特技、おっとっと
どこでも寝れます

1分で見つけた数	個
全部見つけるまでの時間	分　秒

正

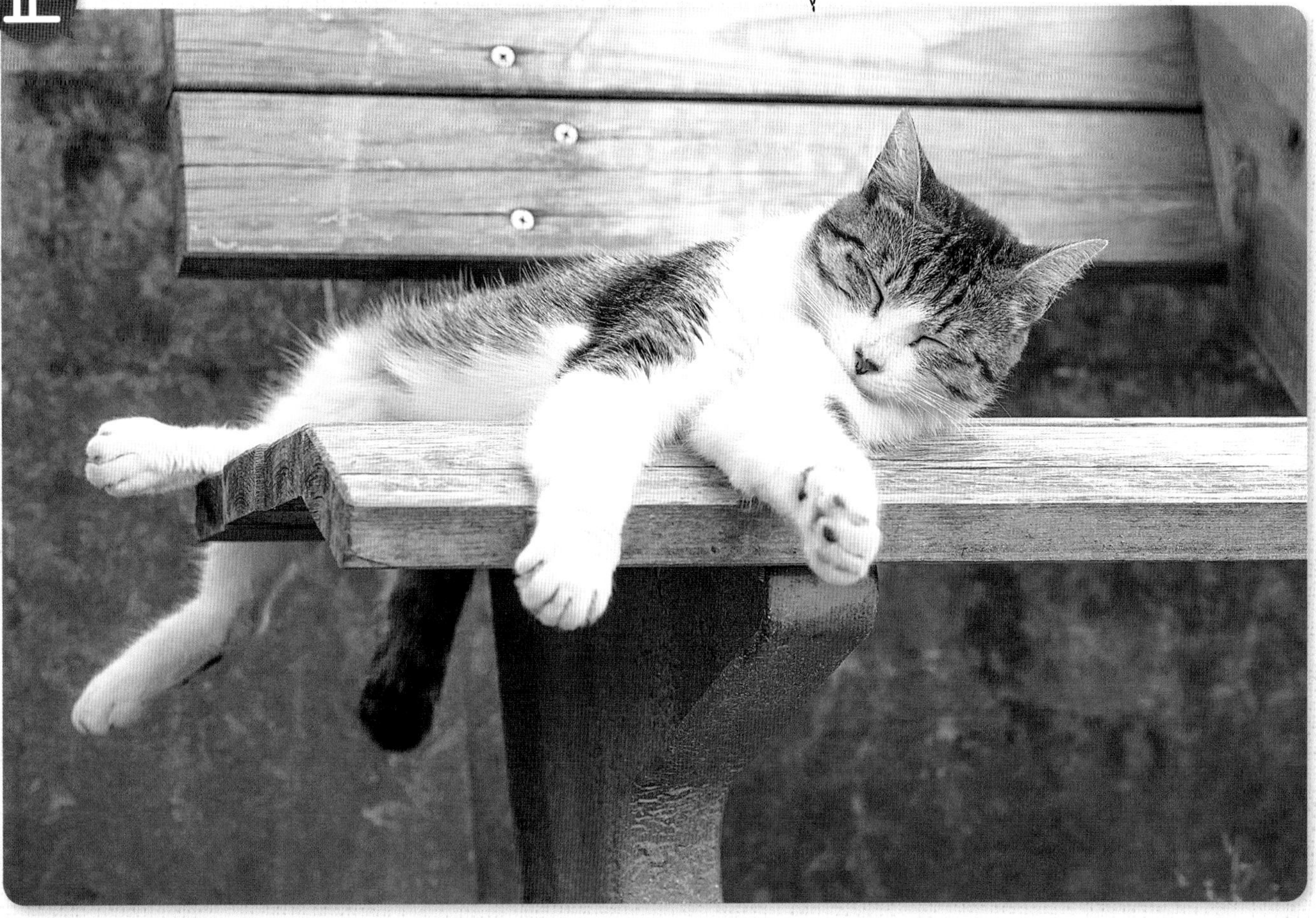

誤

まちがいは5つ。1分で探してにゃ。

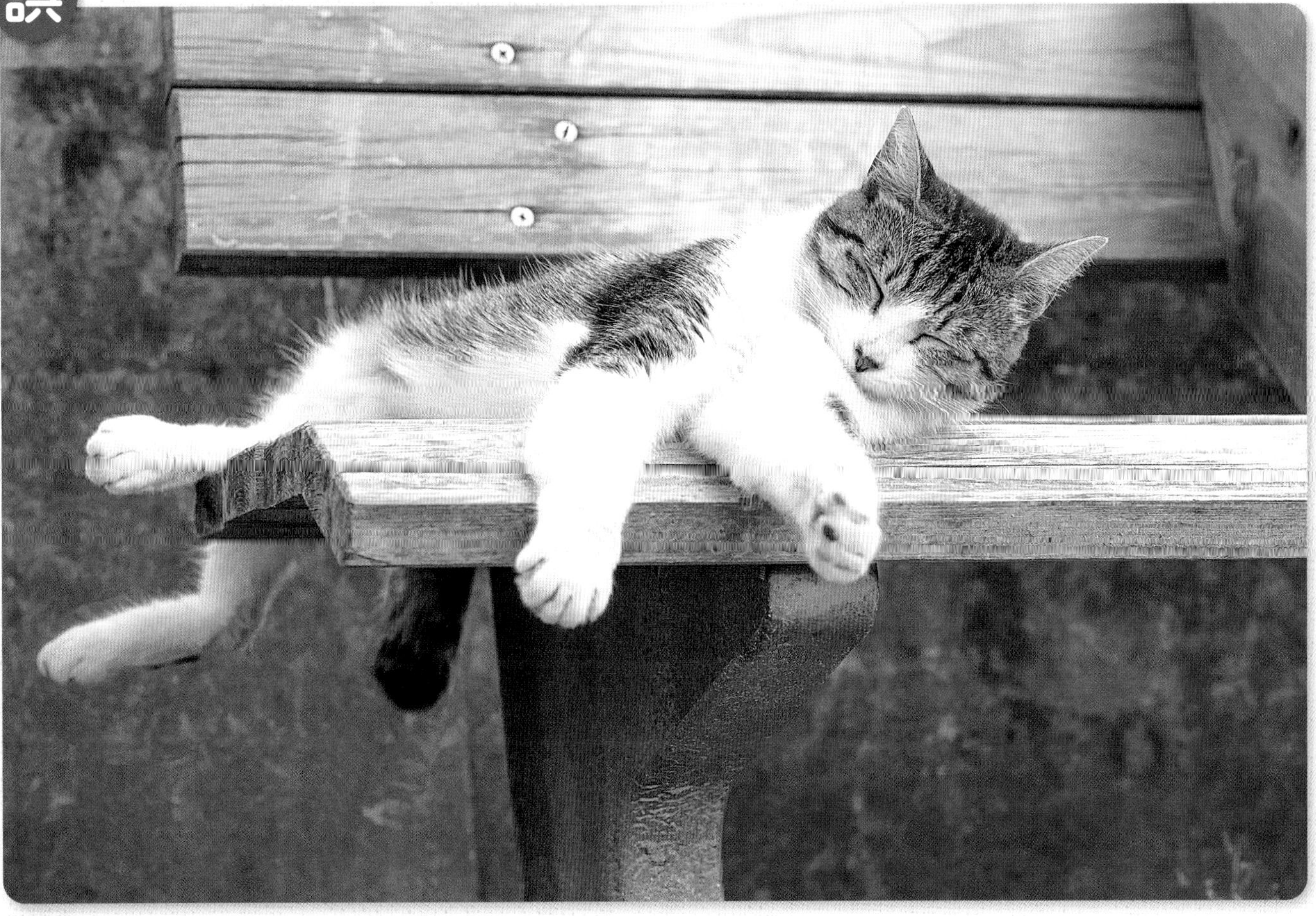

➡解答は64ページ

8 ほふく前進ねこ

うっ！やばい！
敵と目が合った…

1分で見つけた数	個
全部見つけるまでの時間	分　秒

正

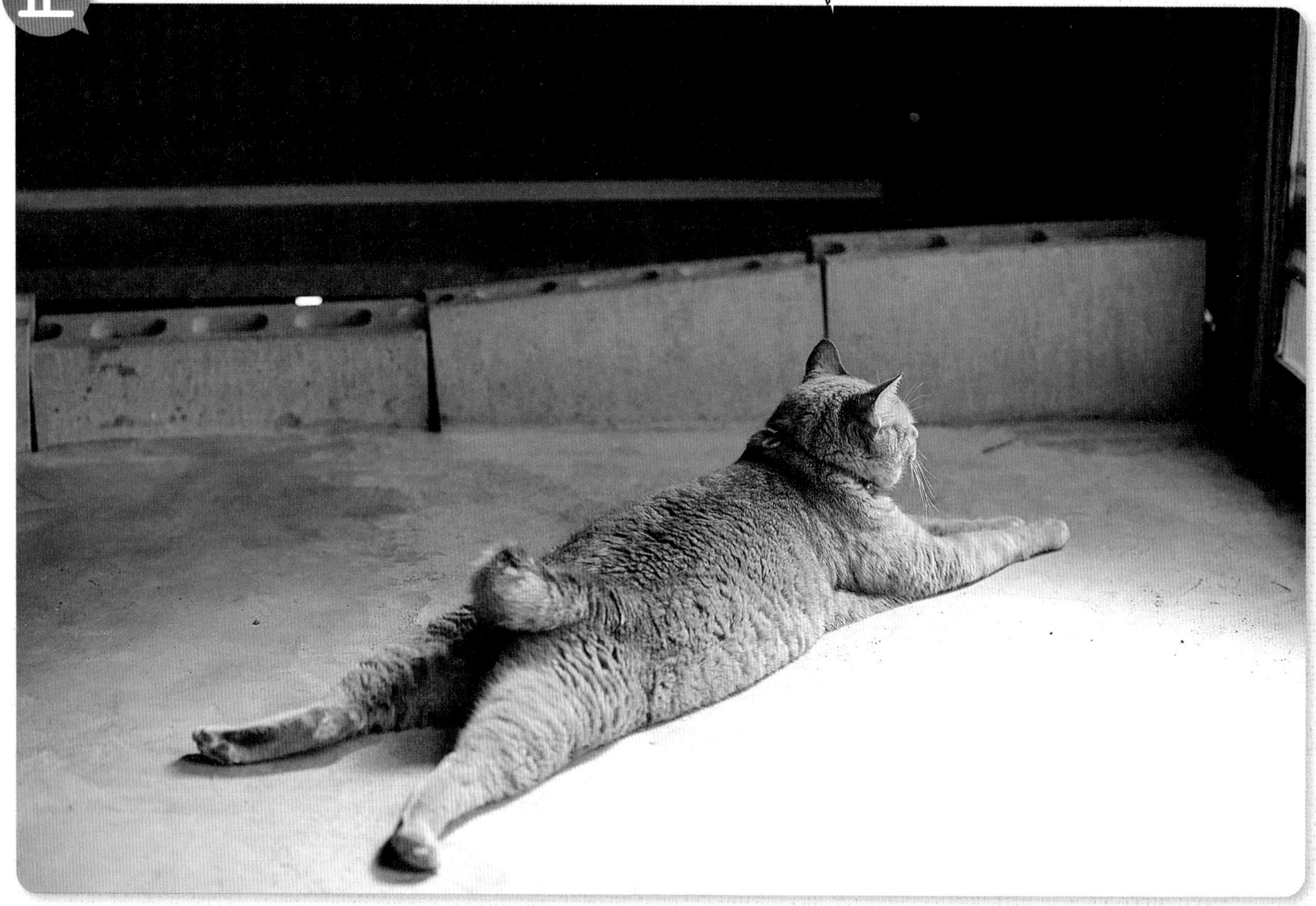

誤

まちがいは５つ。１分で探してにゃ。

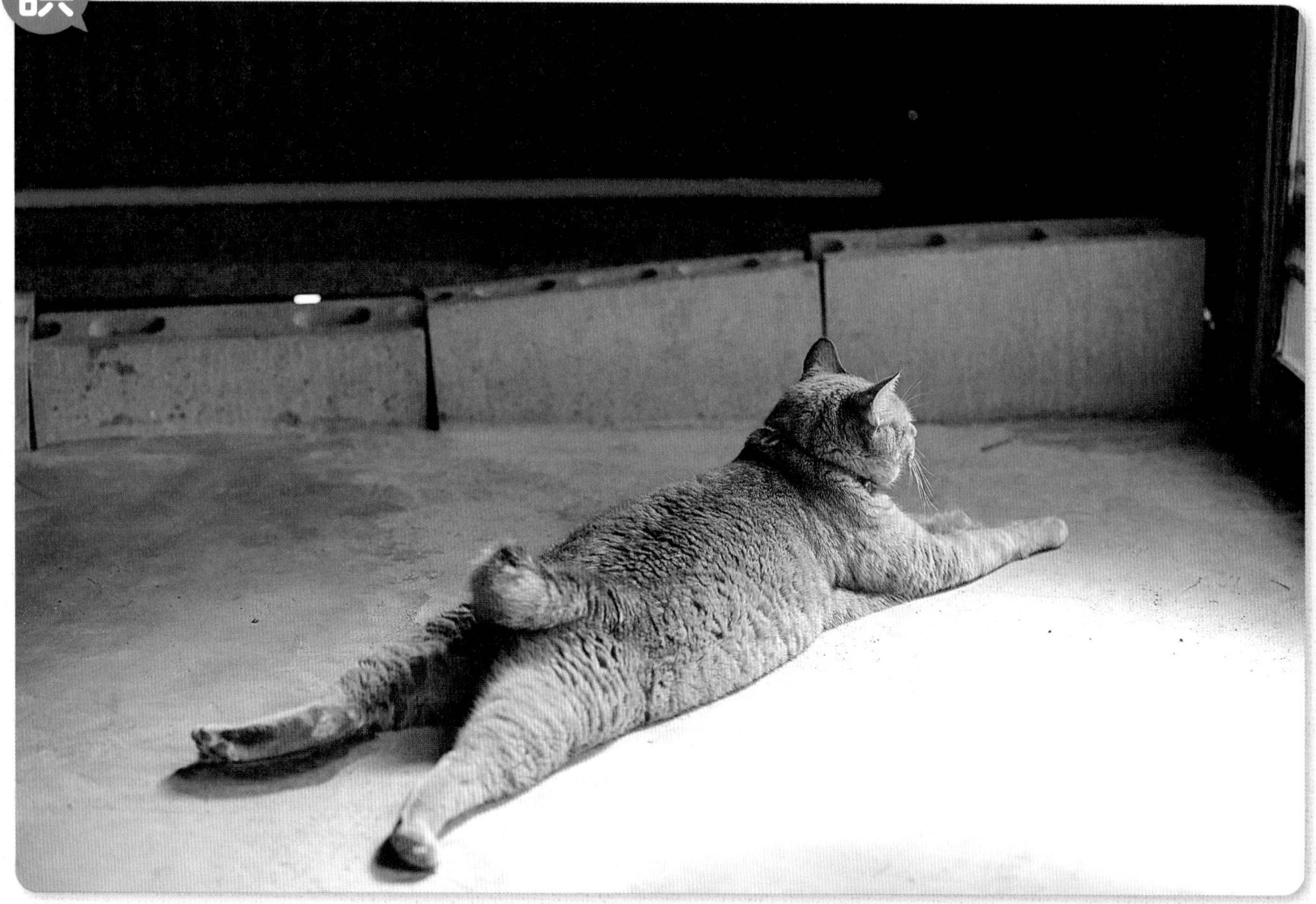

➡解答は65ページ

9 エレベーターねこ

にゅっ、乗ります、
乗ります～

1分で見つけた数	個
全部見つけるまでの時間	分　秒

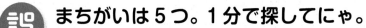

正

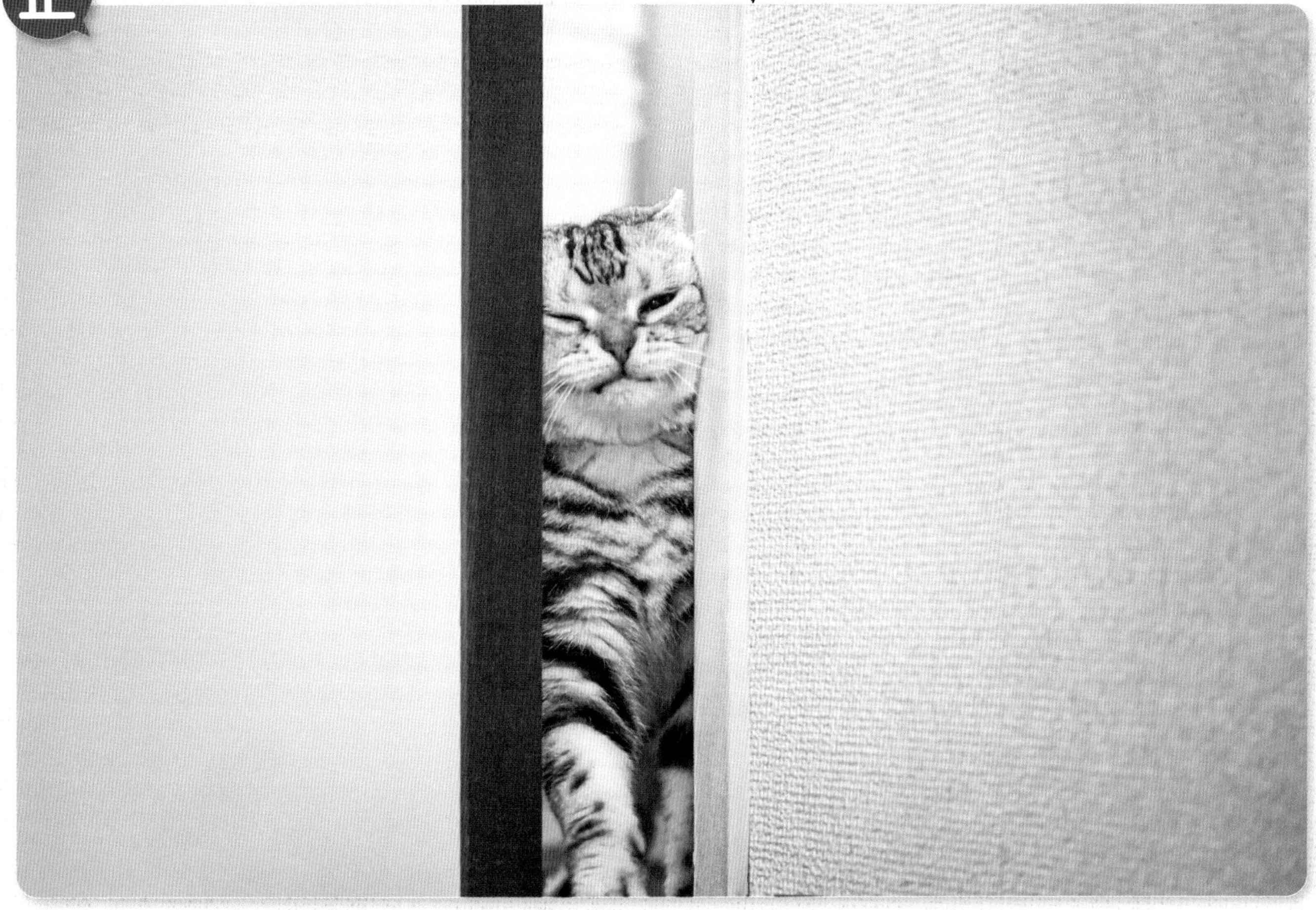

誤　まちがいは5つ。1分で探してにゃ。

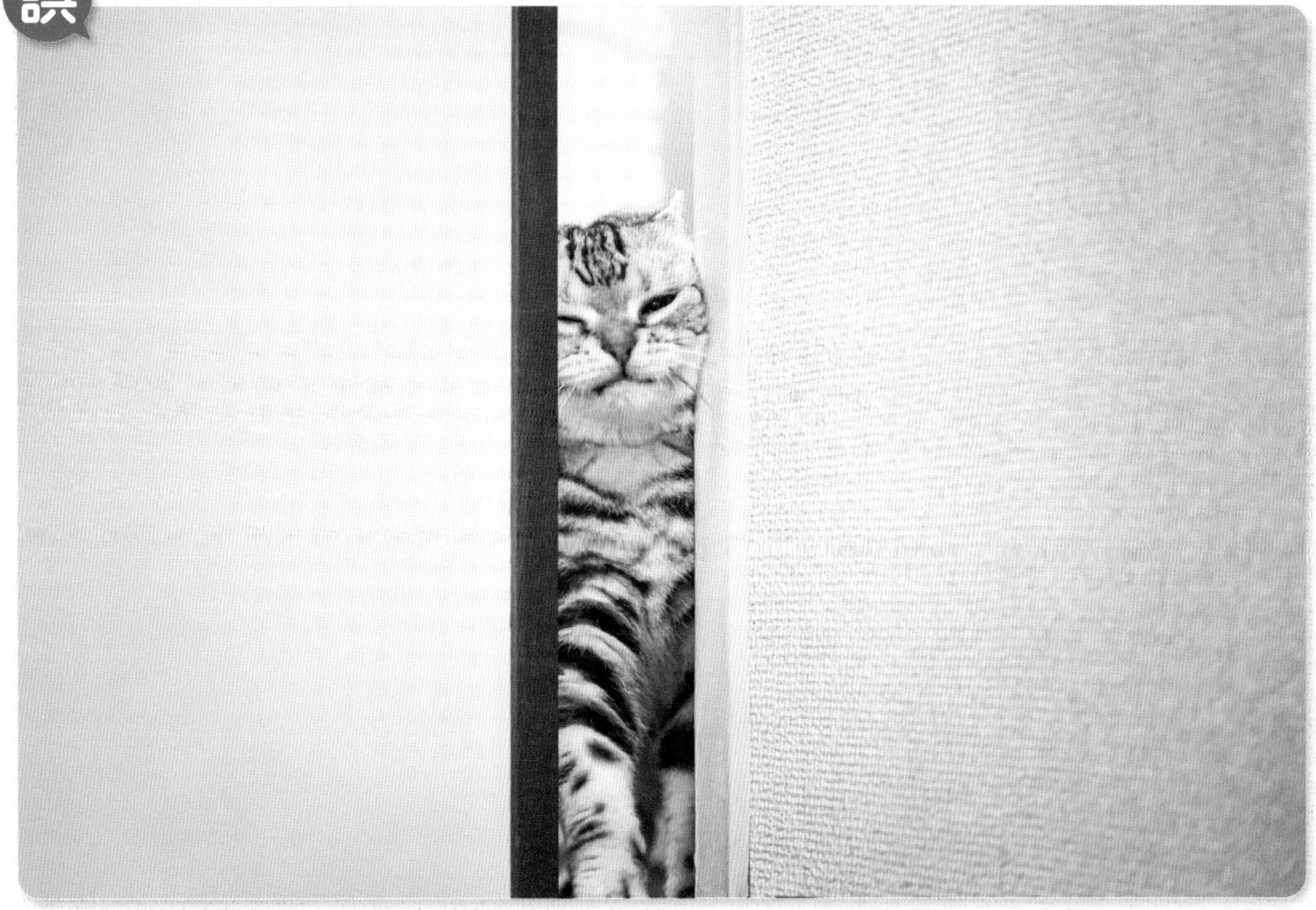

➡解答は65ページ

10 睡魔ねこ

ああ、もう、限界…

1分で見つけた数	個
全部見つけるまでの時間	分　秒

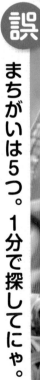

正

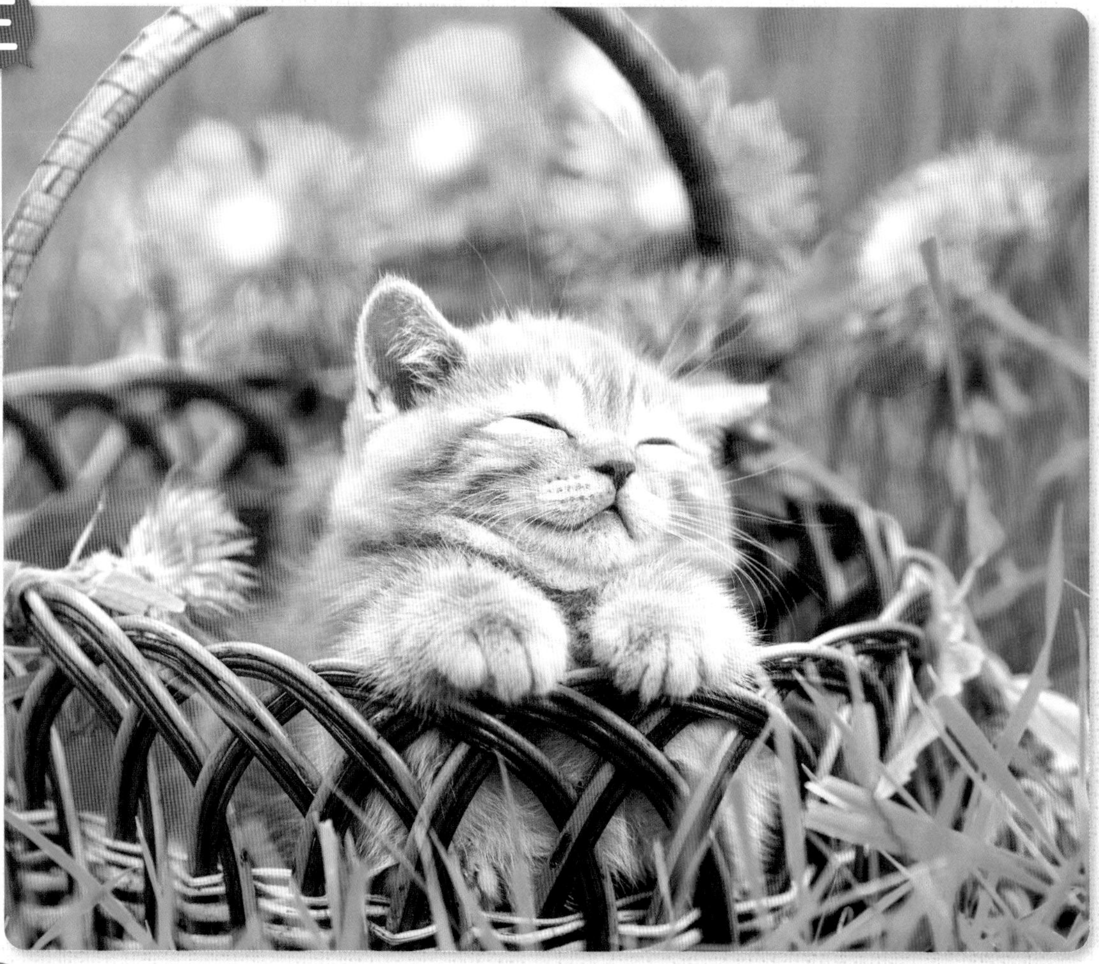

誤

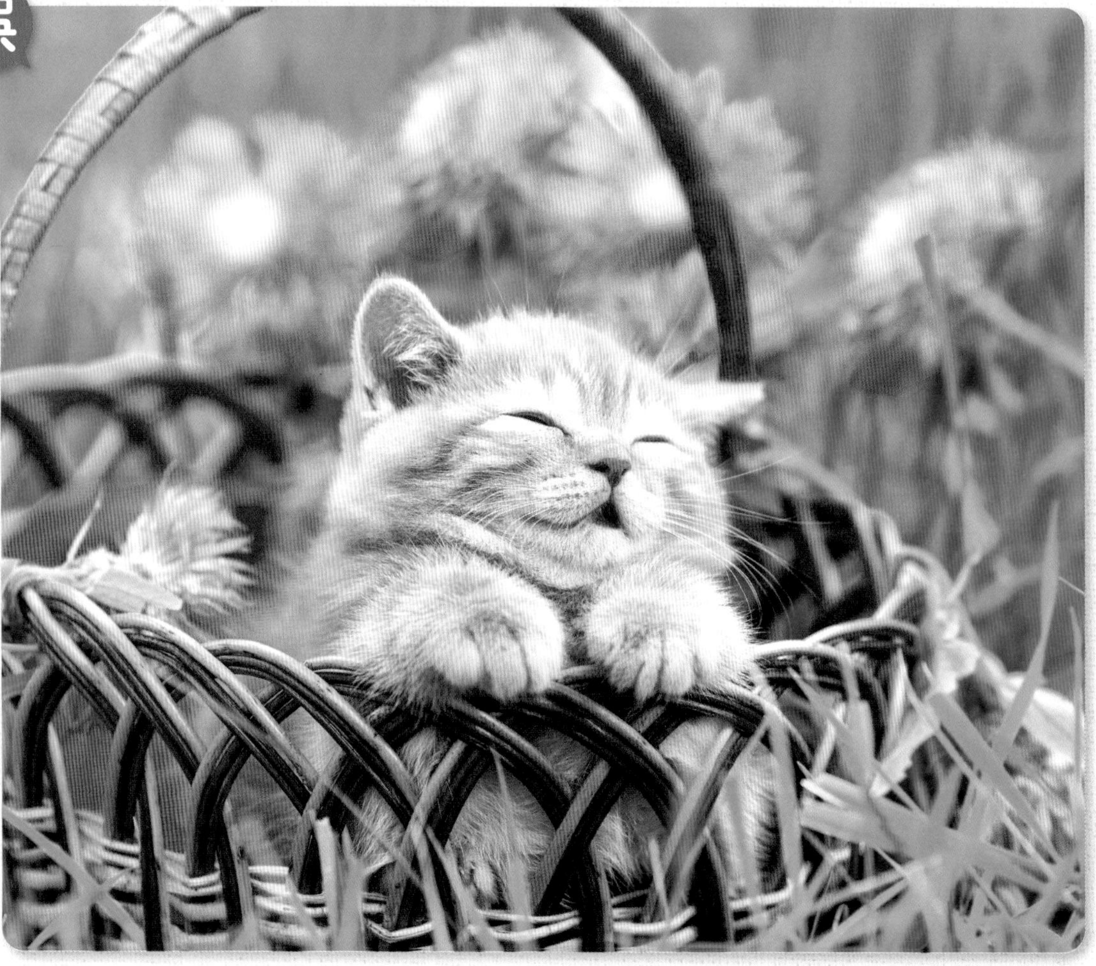

まちがいは5つ。1分で探してにゃ。

➡解答は65ページ

11 ヒーローねこ

ほら、風船取ってやったから
もう泣くなよ

1分で見つけた数	個
全部見つけるまでの時間	分　秒

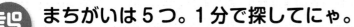

正

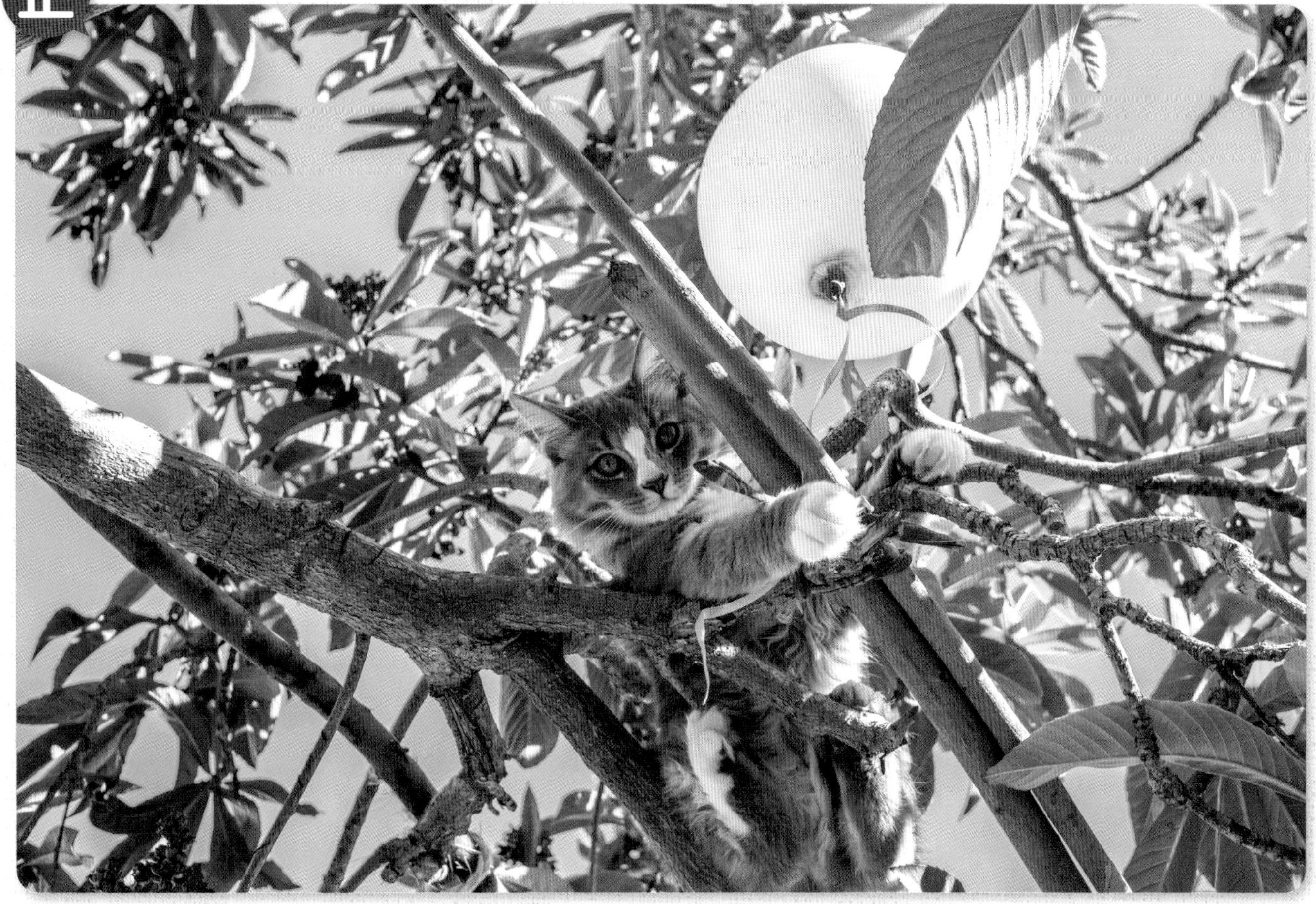

誤　まちがいは5つ。1分で探してにゃ。

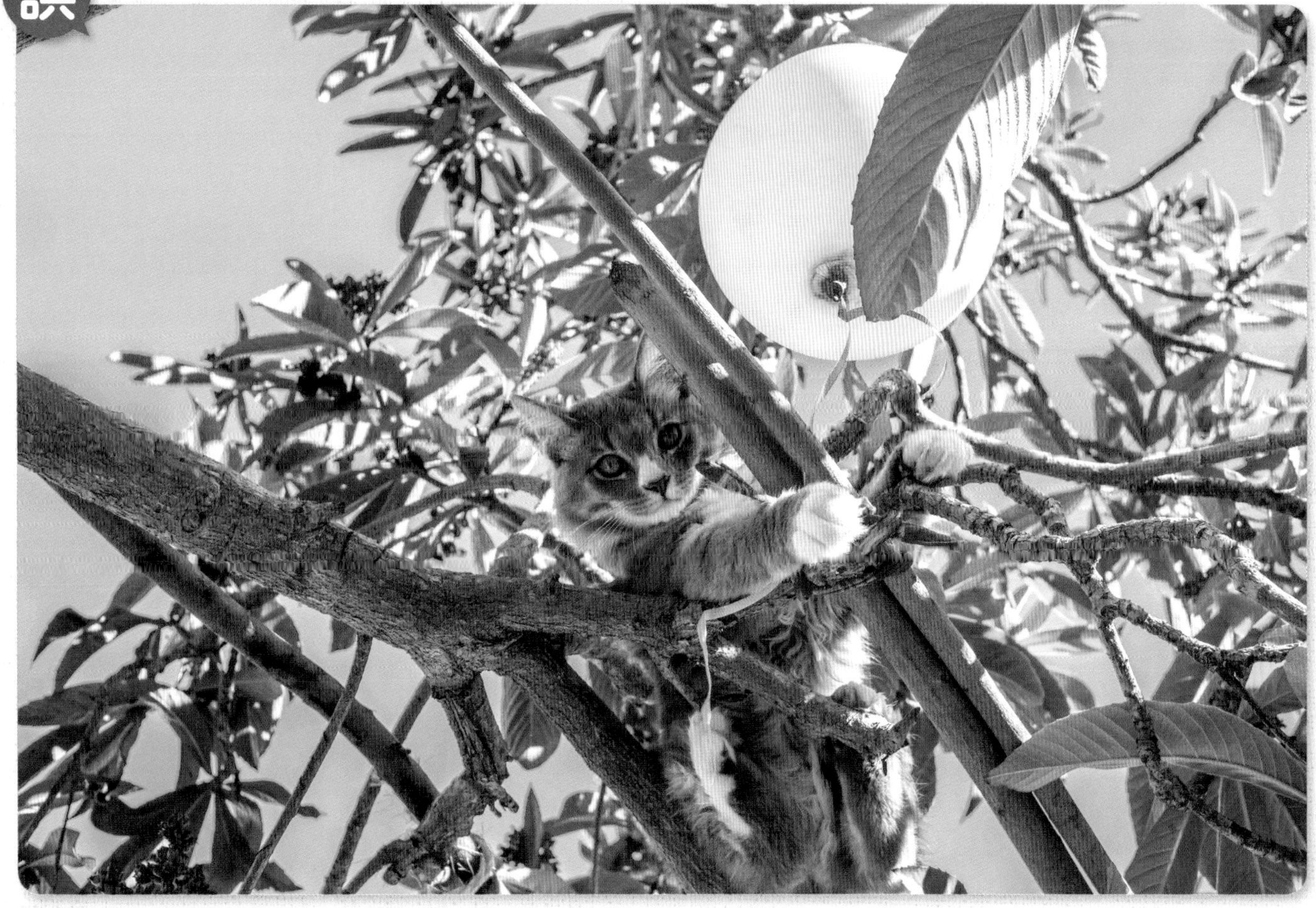

➡解答は65ページ

12 グラフ解説ねこ

1分で見つけた数	個
全部見つけるまでの時間	分　秒

正

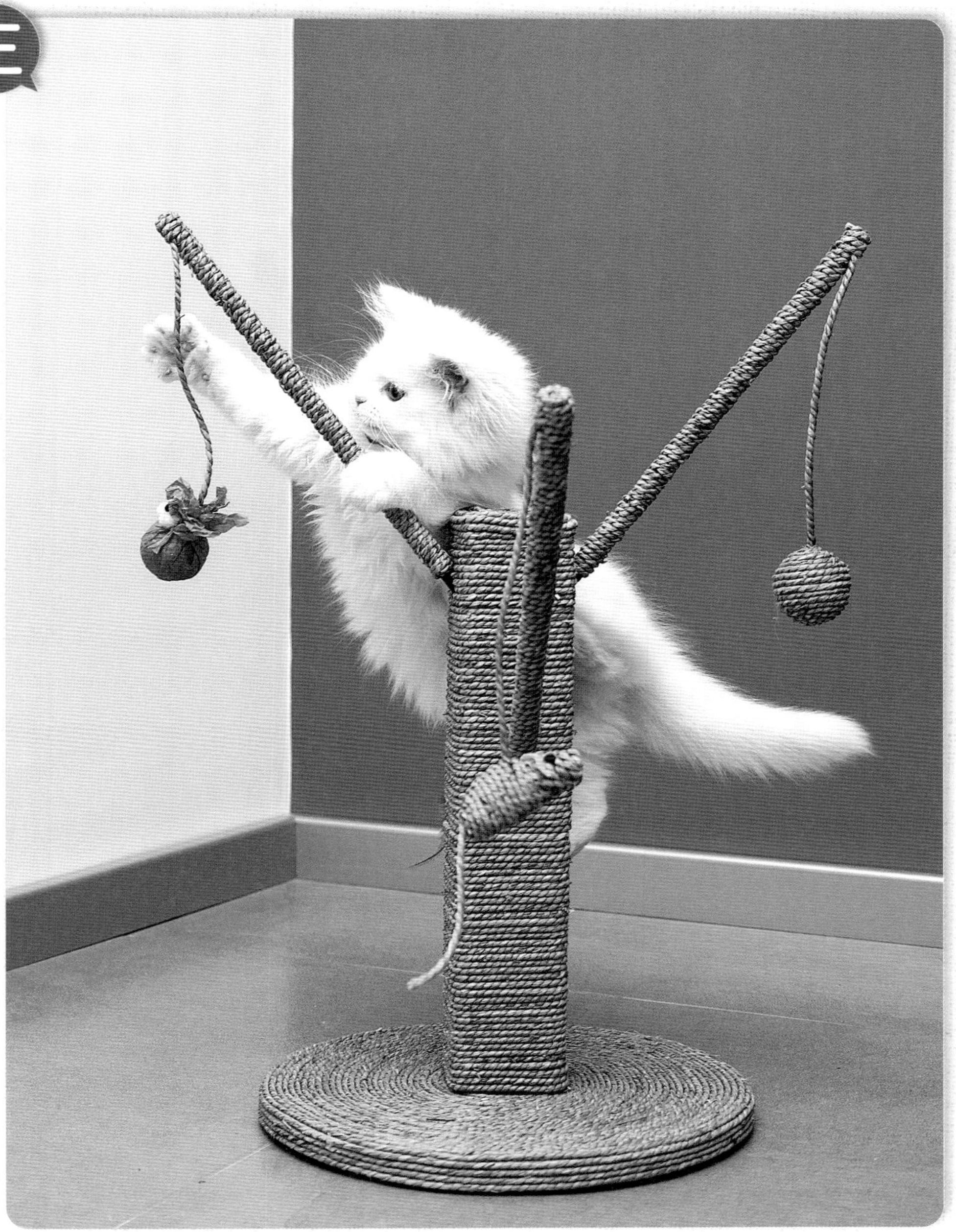

まちがいは5つ。1分で探してにゃ。

いいですか、
このXの先にある赤玉を
ゼロとしましょう

誤

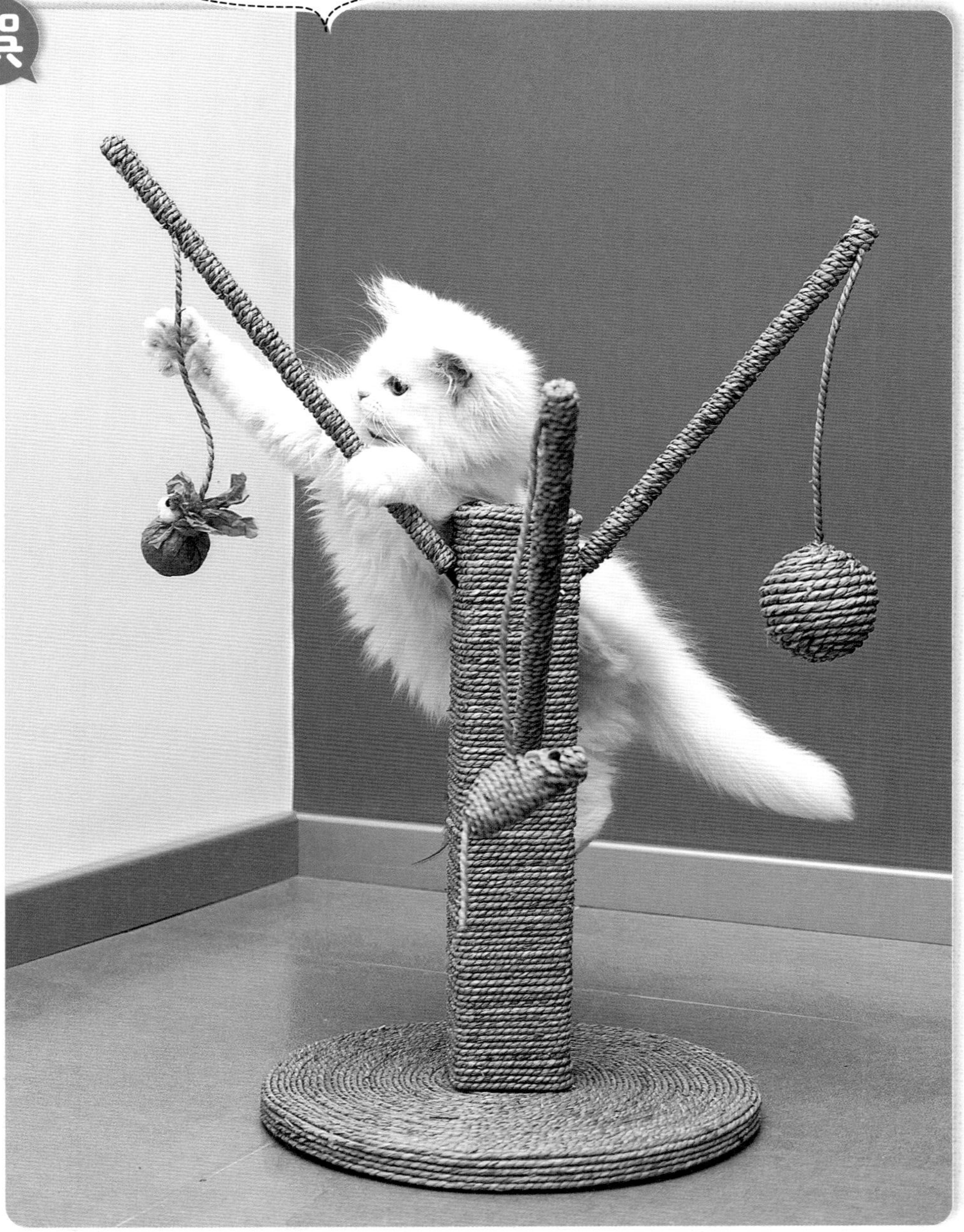

➡解答は65ページ

13 盗み食いねこ

1分で見つけた数	個
全部見つけるまでの時間	分　秒

正

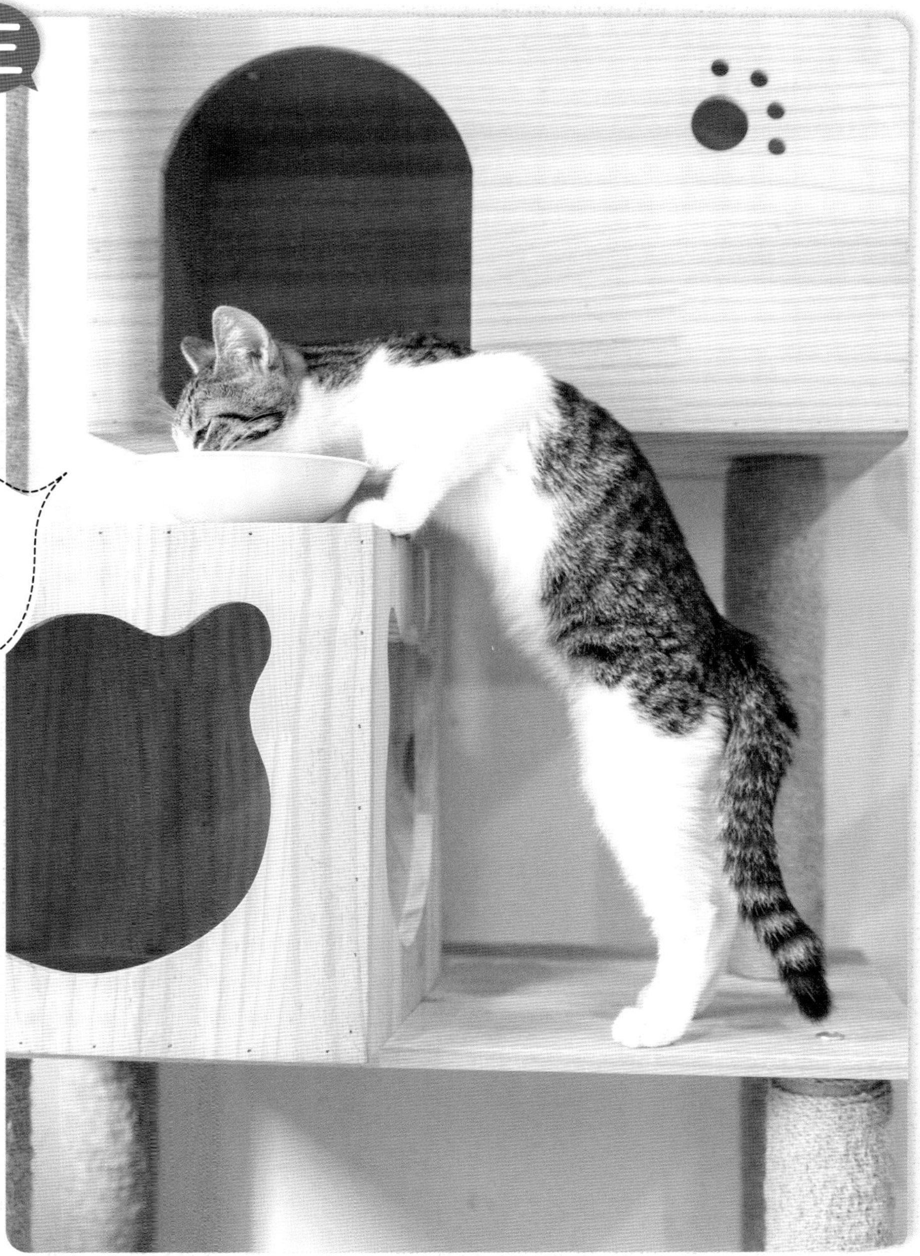
早く
しないと
アニキが
来ちゃう

誤

まちがいは5つ。1分で探してにゃ。

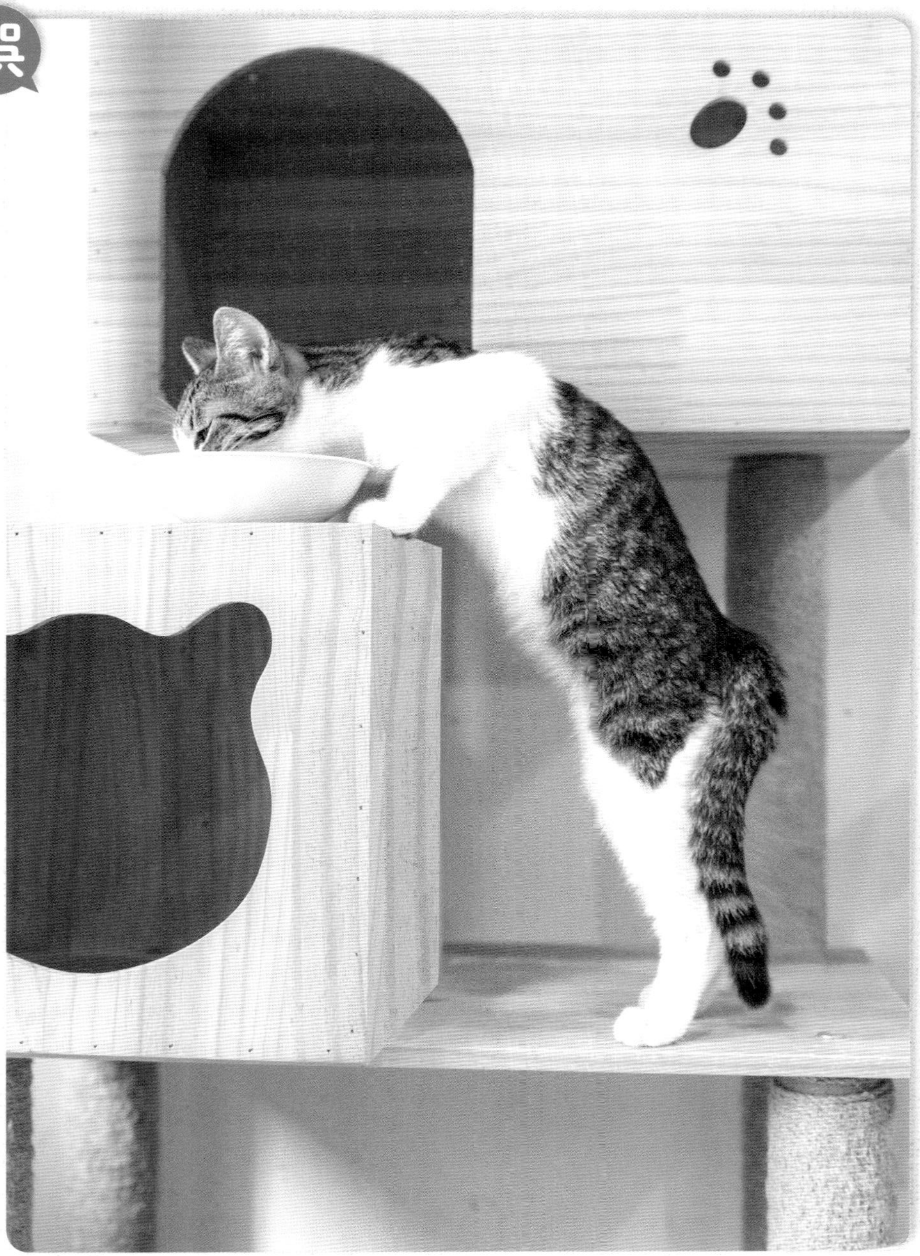

➡解答は65ページ

14 モフに敷かれるねこ

ほら、
早く買い物
行くわよ！

1分で見つけた数	個
全部見つけるまでの時間	分　秒

正

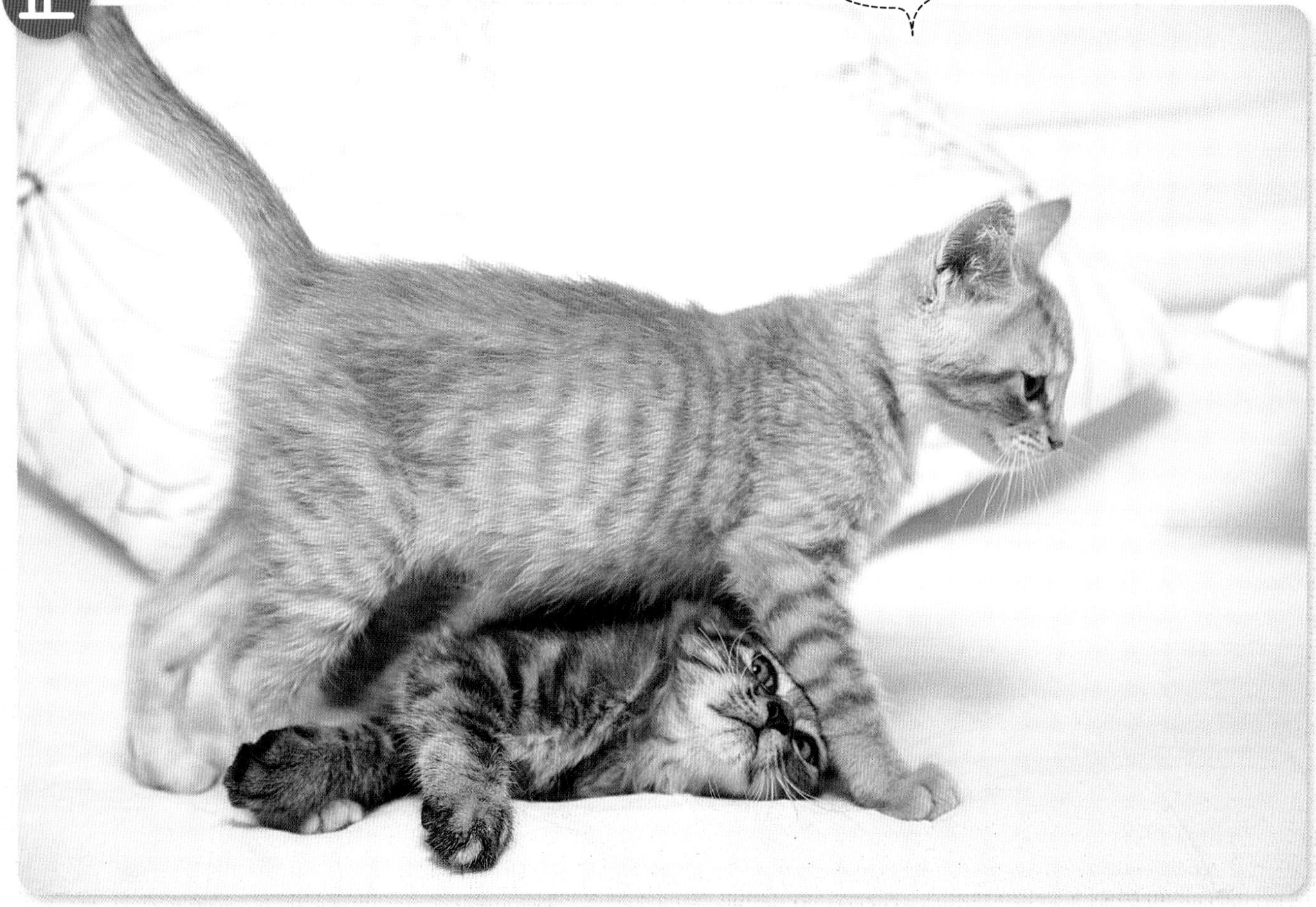

誤　まちがいは5つ。1分で探してにゃ。

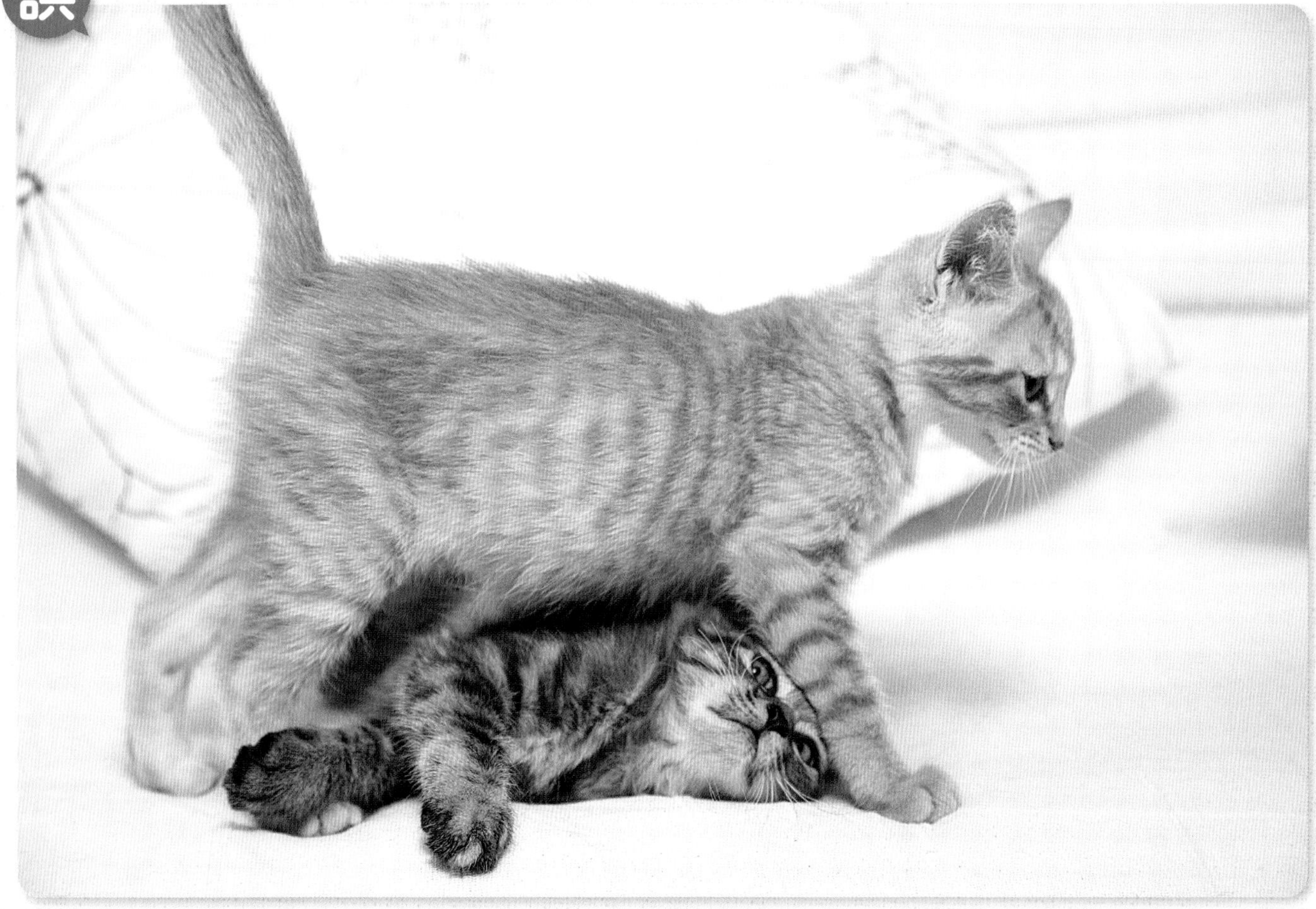

➡解答は65ページ

15 あぜんねこ

ウソだろ。
温暖化がこんなに
進んでいたなんて

1分で見つけた数		個
全部見つけるまでの時間	分	秒

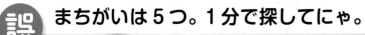

正

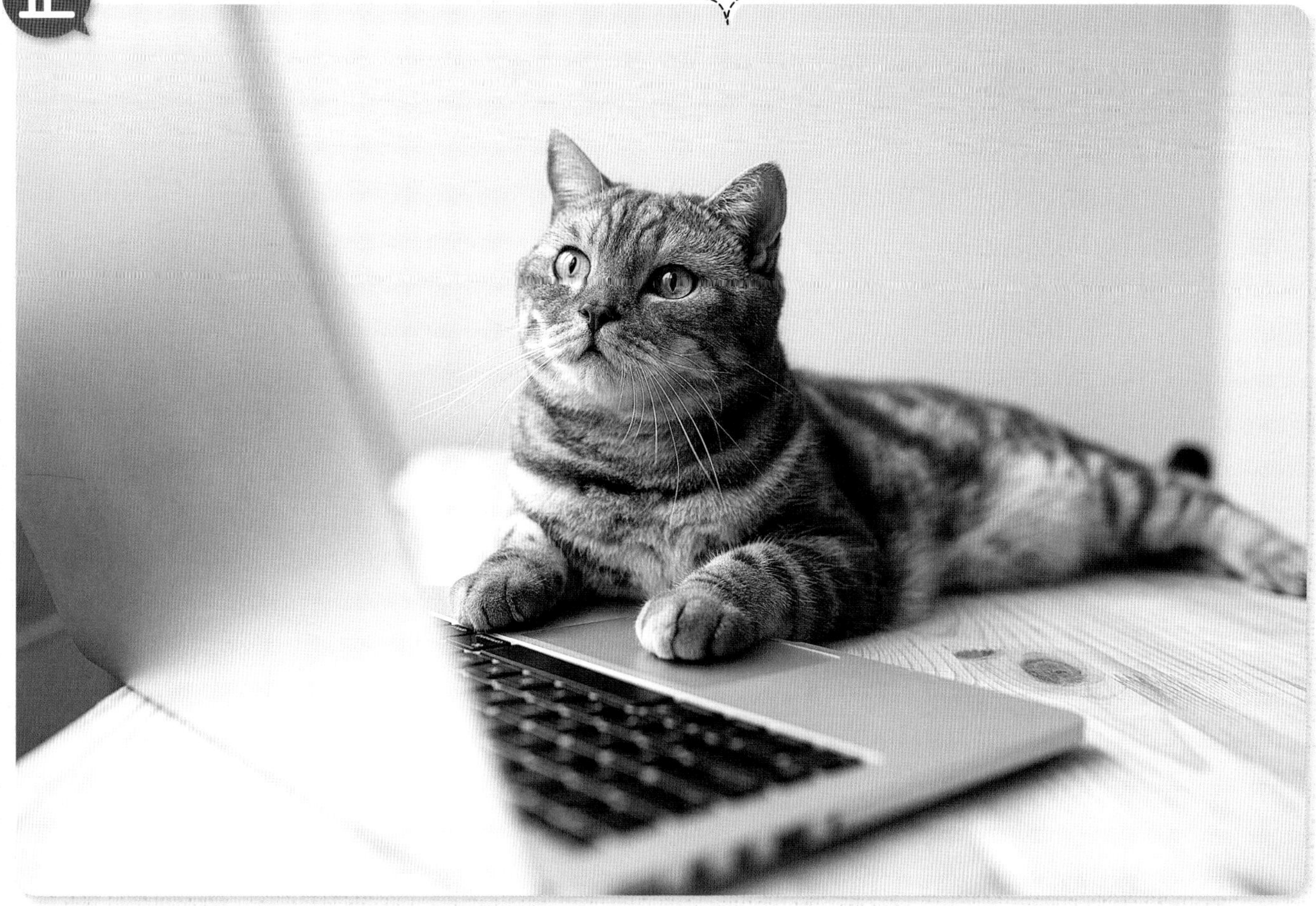

誤 まちがいは5つ。1分で探してにゃ。

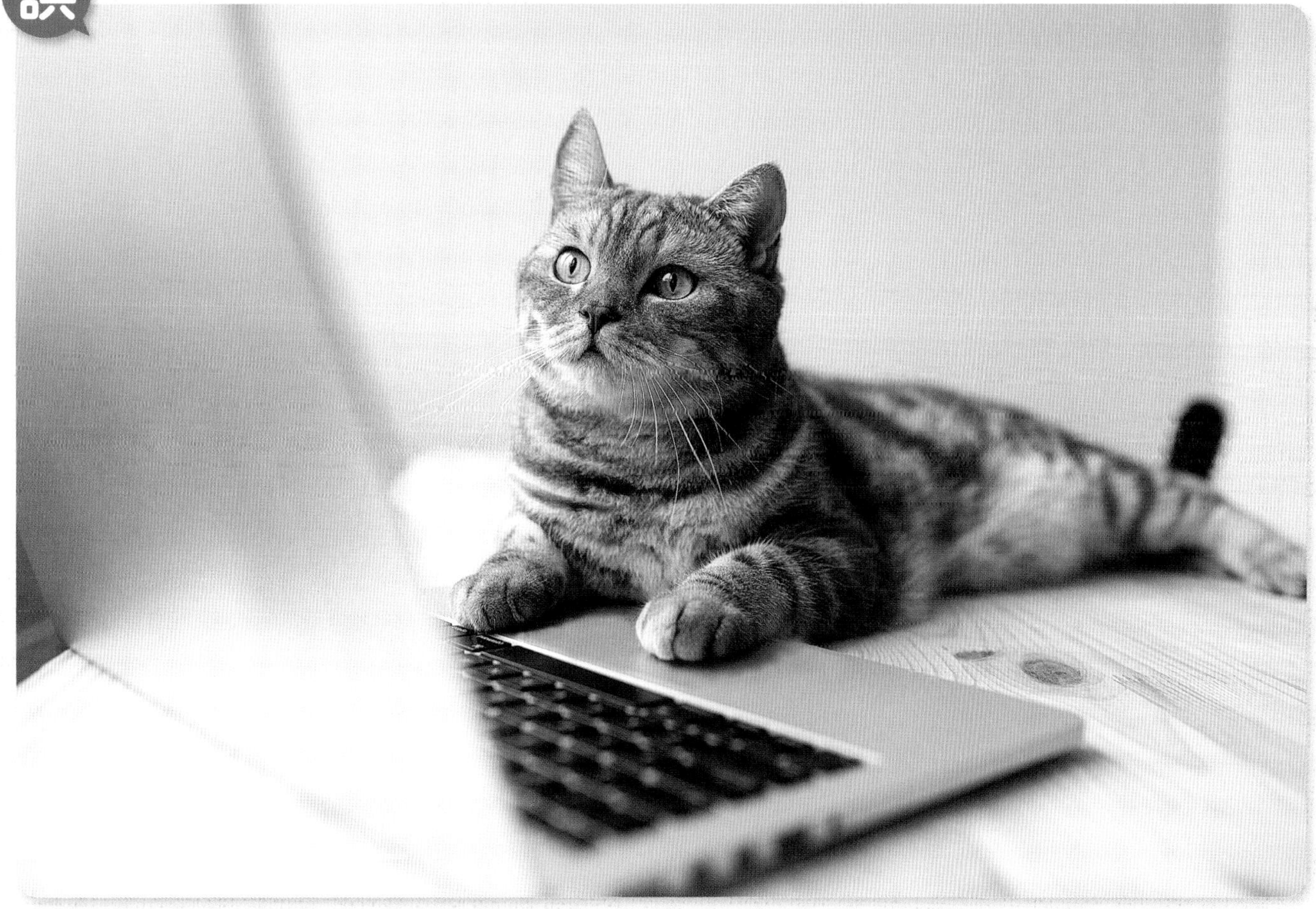

➡解答は66ページ

16 エステねこ

このオイルは
サイコーにゃ

1分で見つけた数	個
全部見つけるまでの時間	分　秒

正

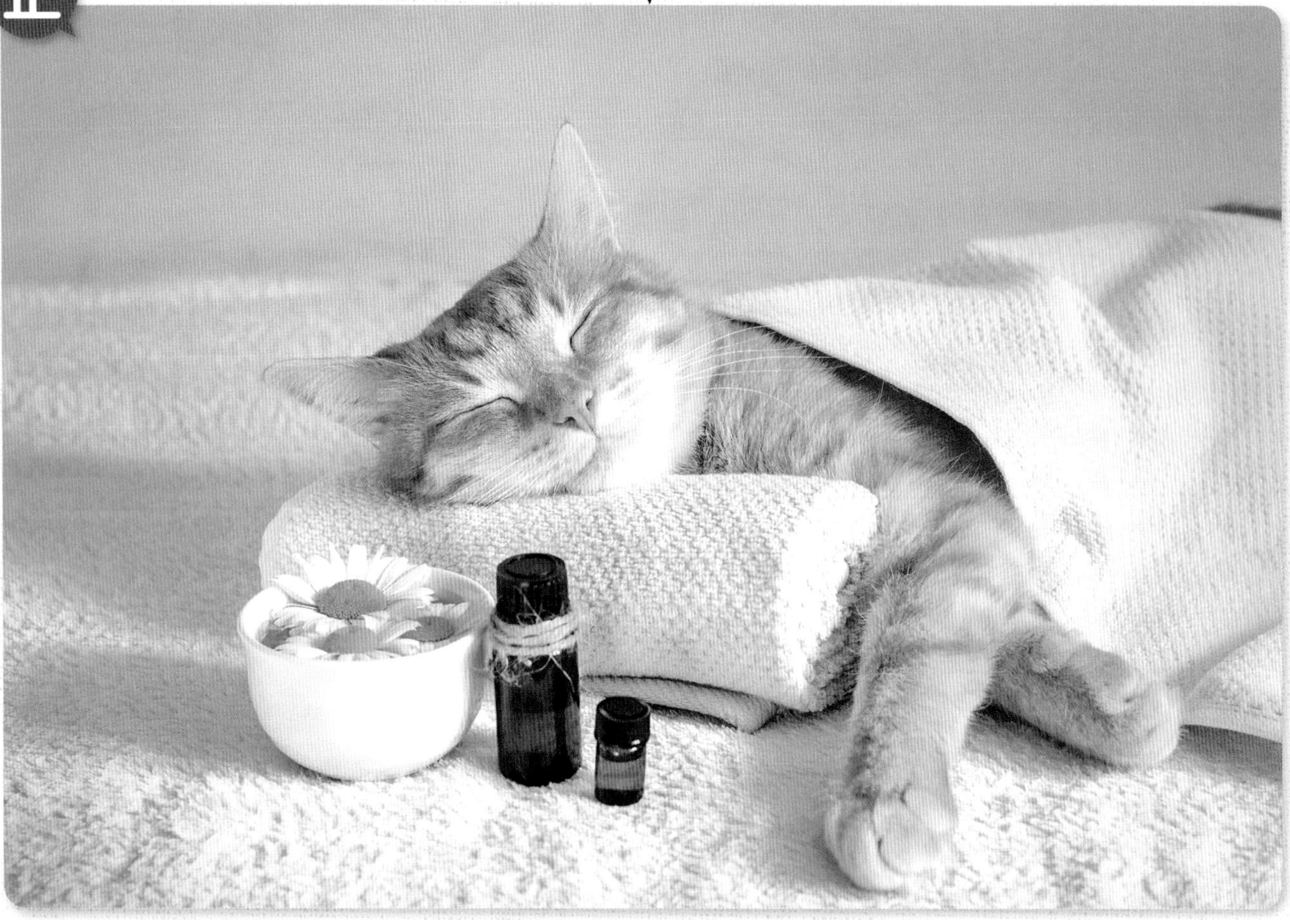

誤

まちがいは5つ。1分で探してにゃ。

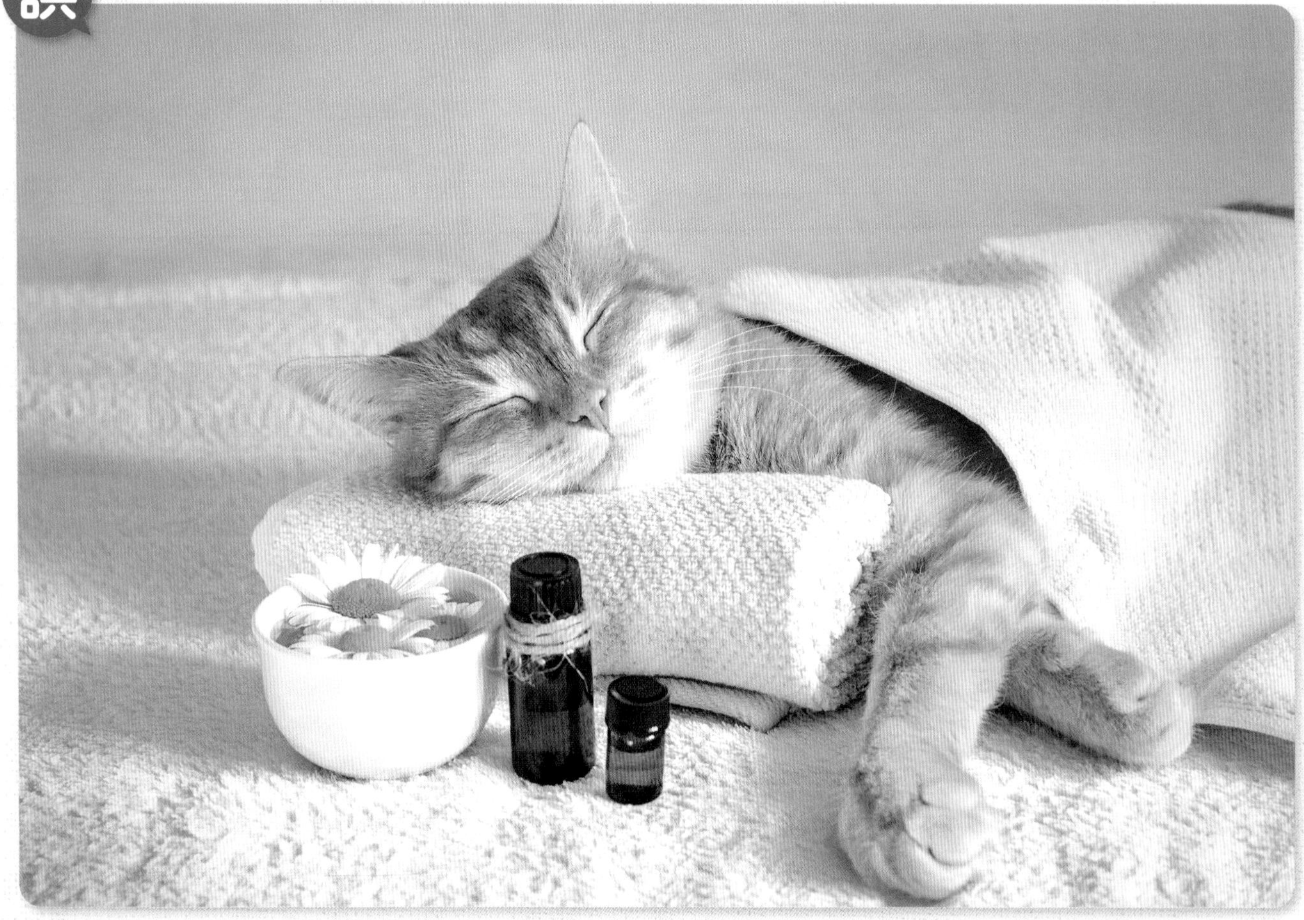

➡解答は66ページ

17 旅するねこ

1分で見つけた数		個
全部見つけるまでの時間	分	秒

正

今日はどこに
行こうかにゃ

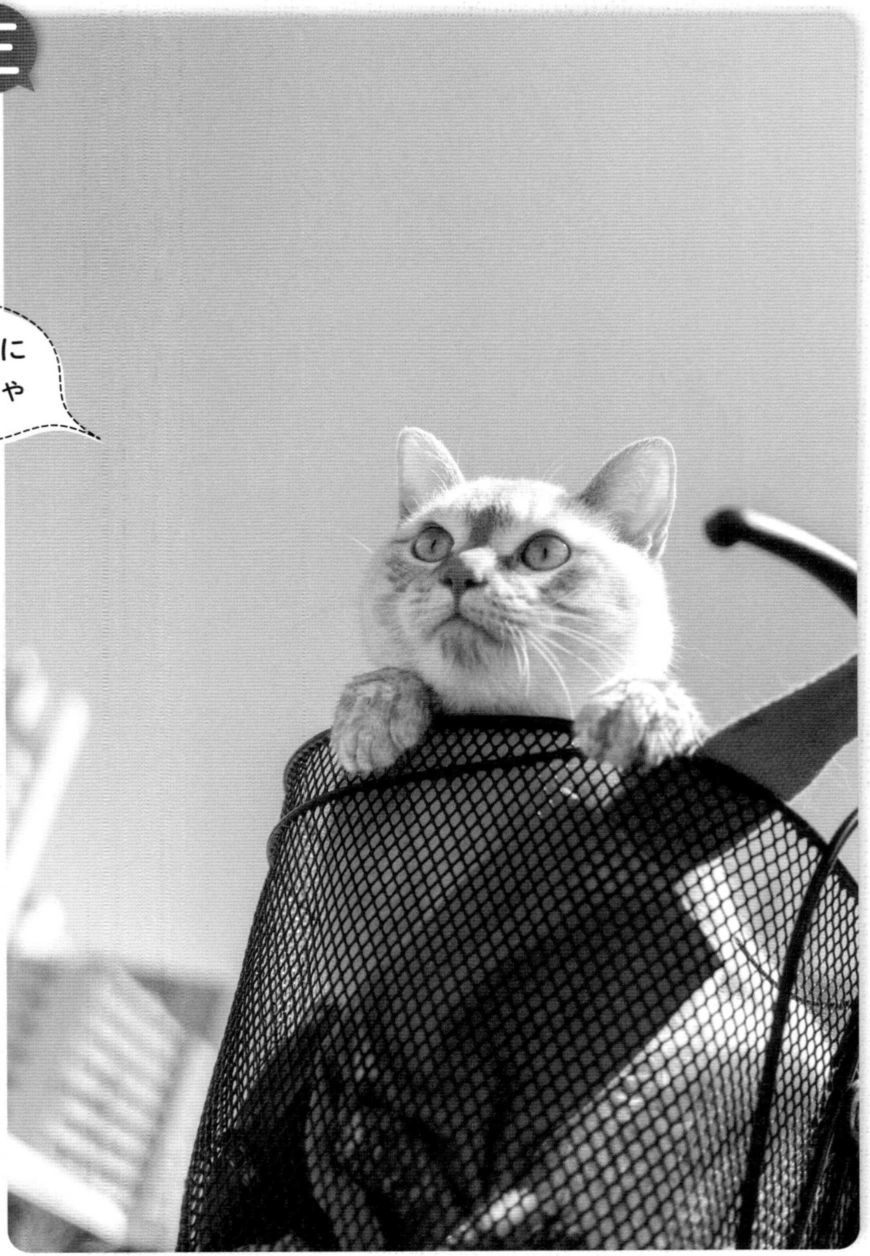

誤

まちがいは5つ。1分で探してにゃ。

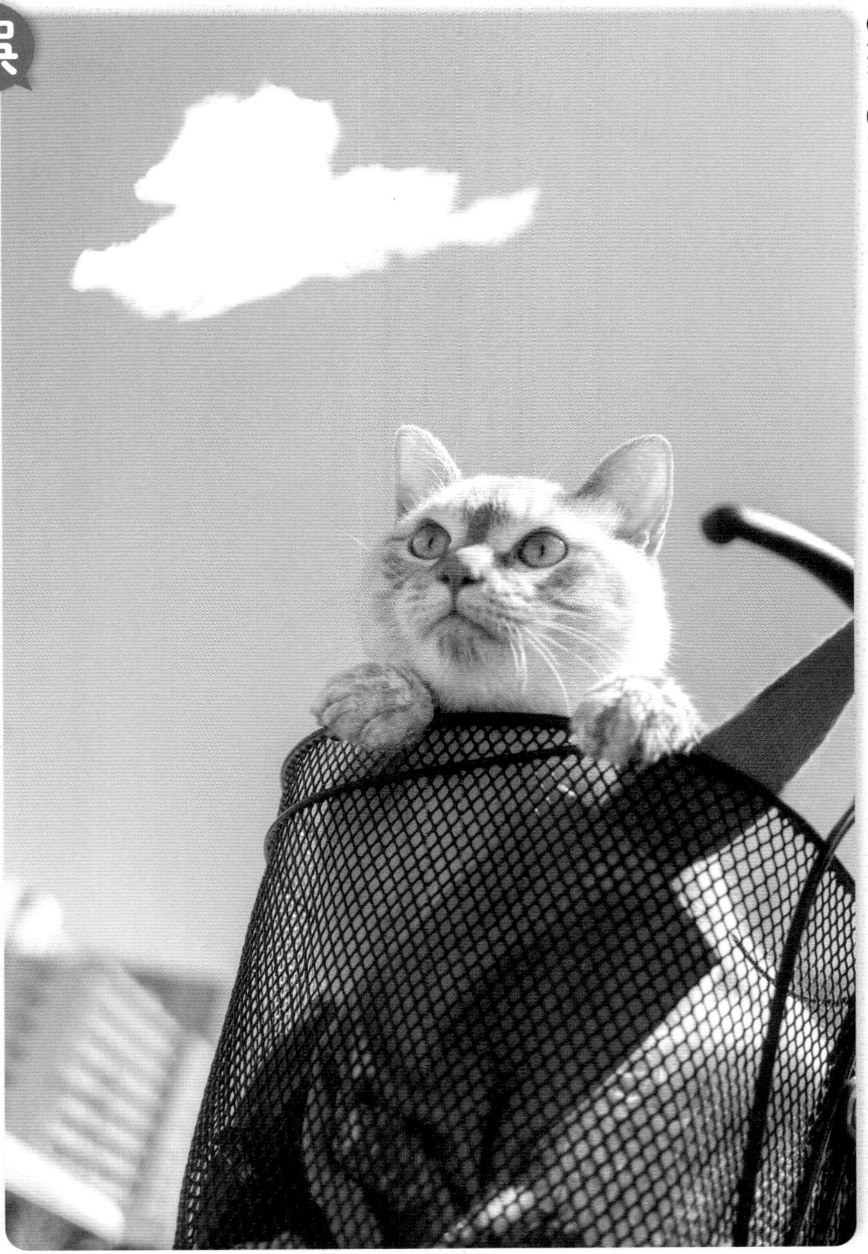

解答は66ページ

18 遠足ねこ

あ、集合の時間だ

1分で見つけた数	個
全部見つけるまでの時間	分　秒

正

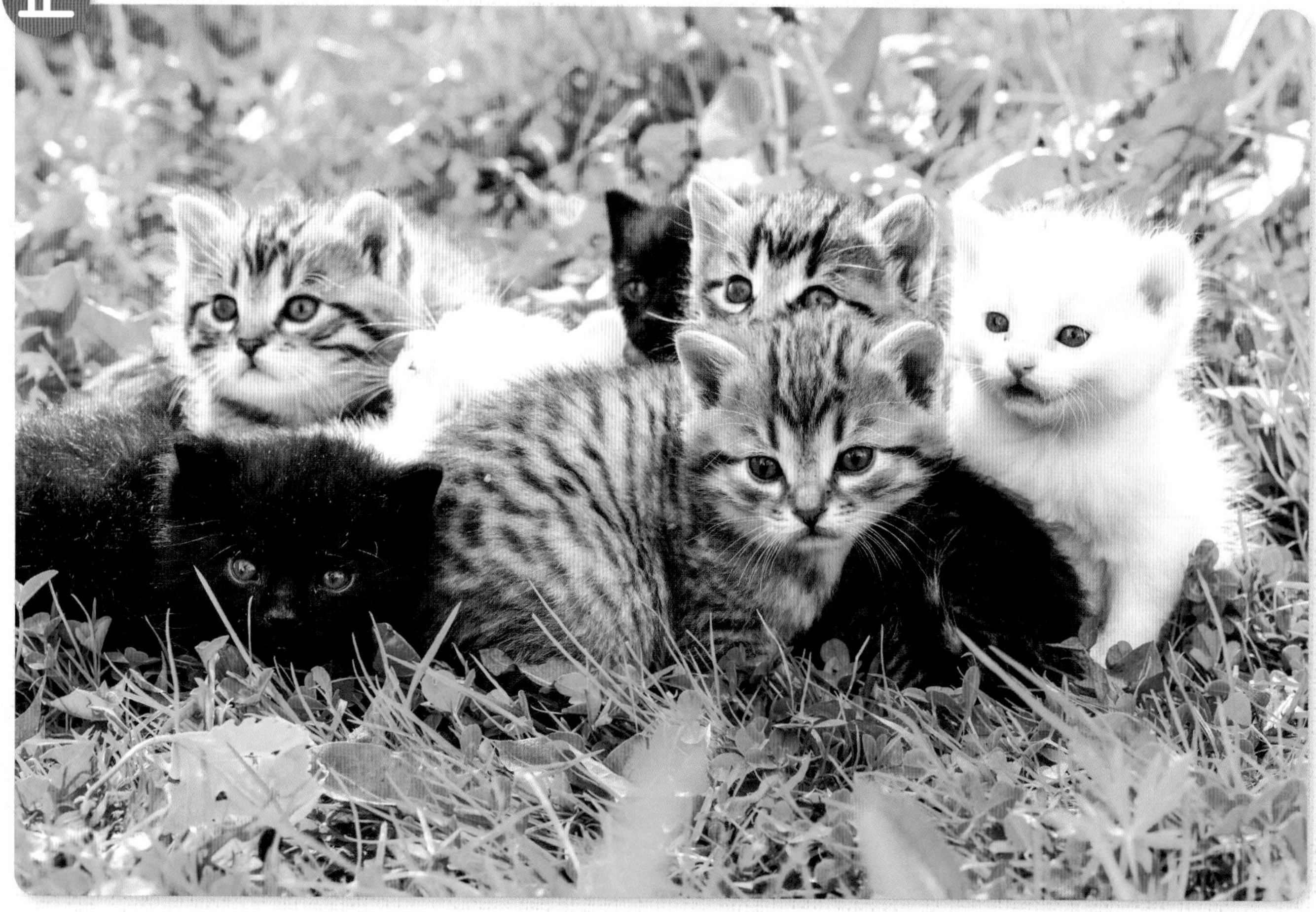

誤　まちがいは5つ。1分で探してにゃ。

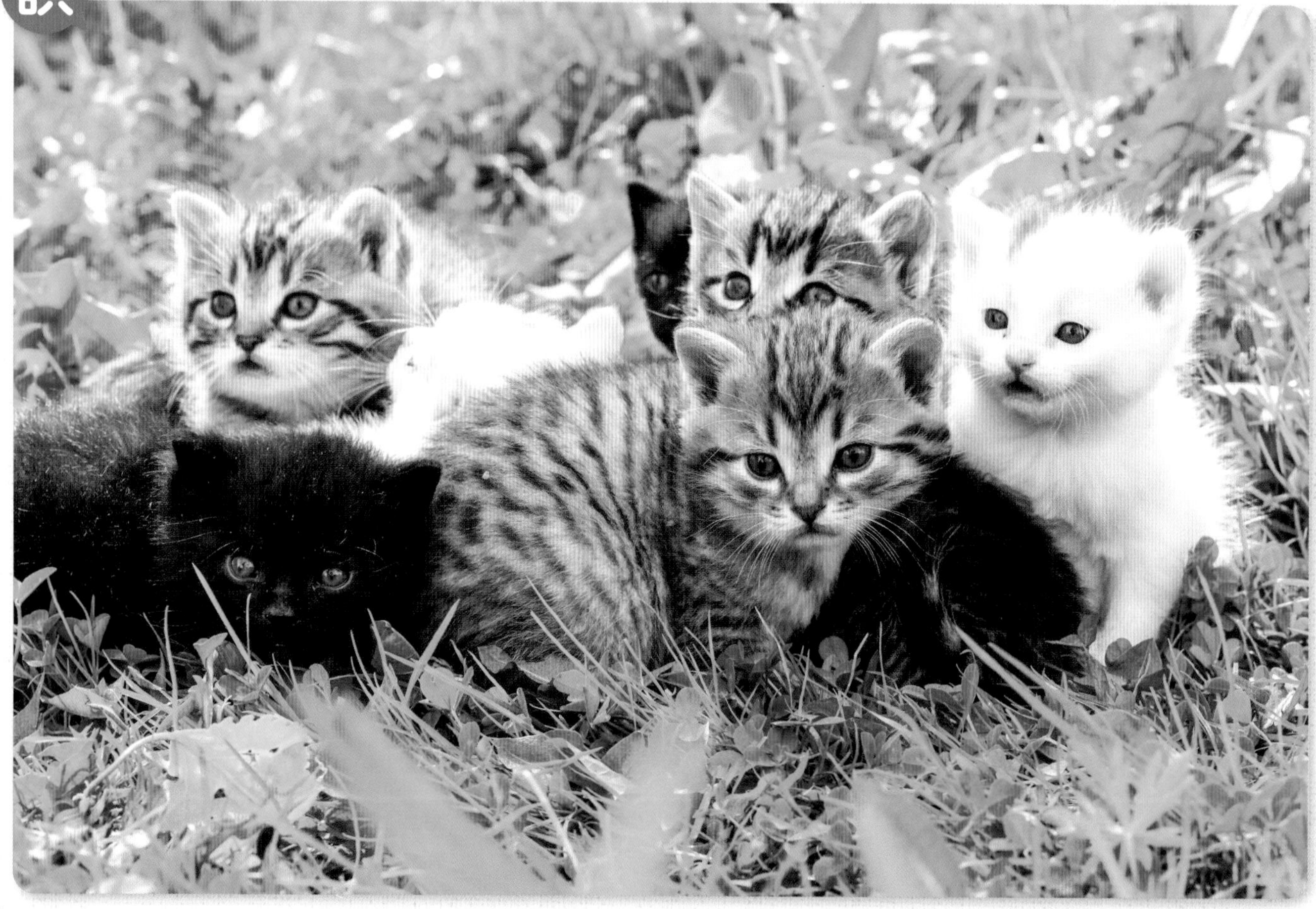

➡解答は66ページ

19 かくれんぼねこ

そろそろ見つけて
欲しいなぁ

1分で見つけた数	個
全部見つけるまでの時間	分　秒

正

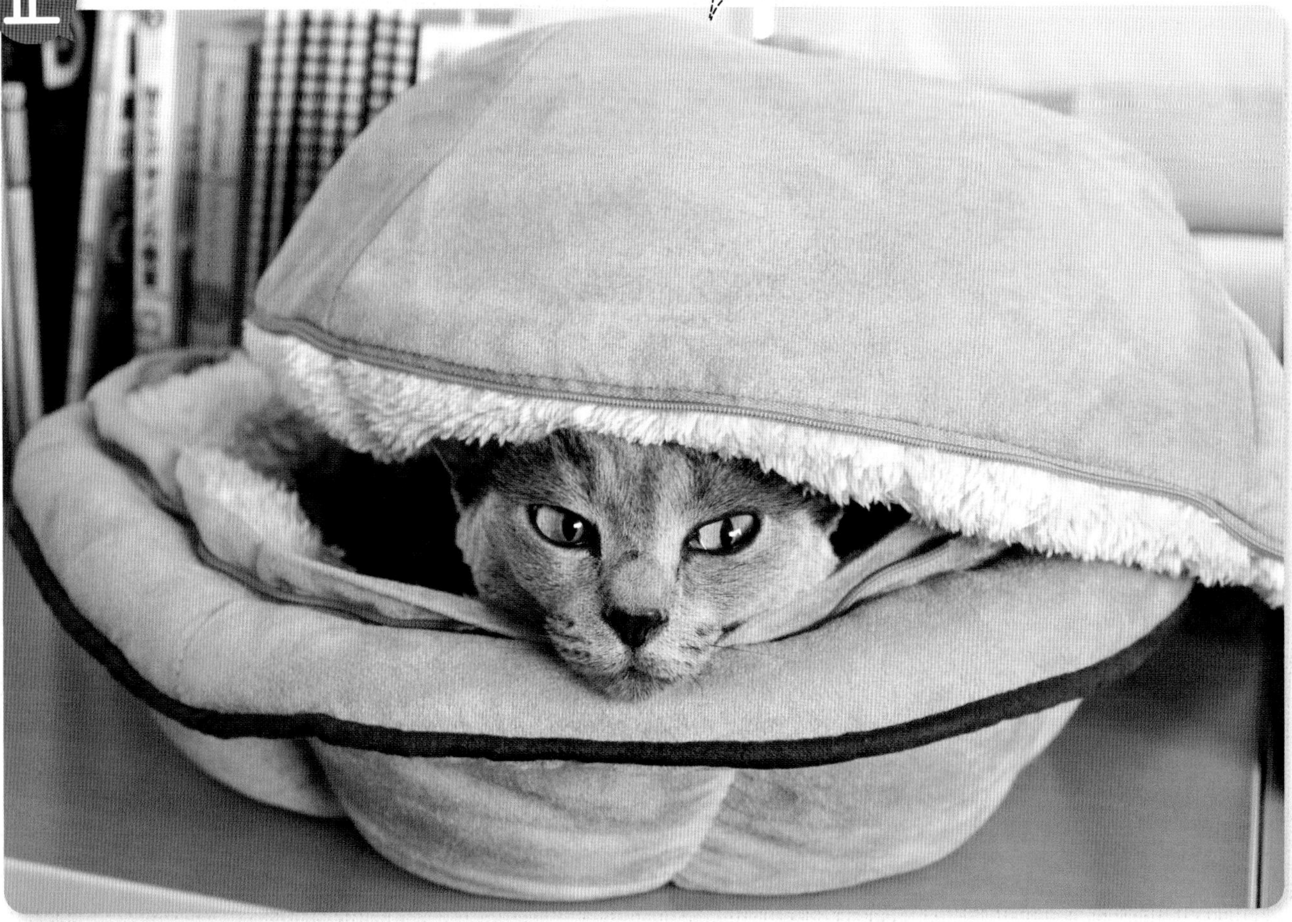

誤　まちがいは５つ。１分で探してにゃ。

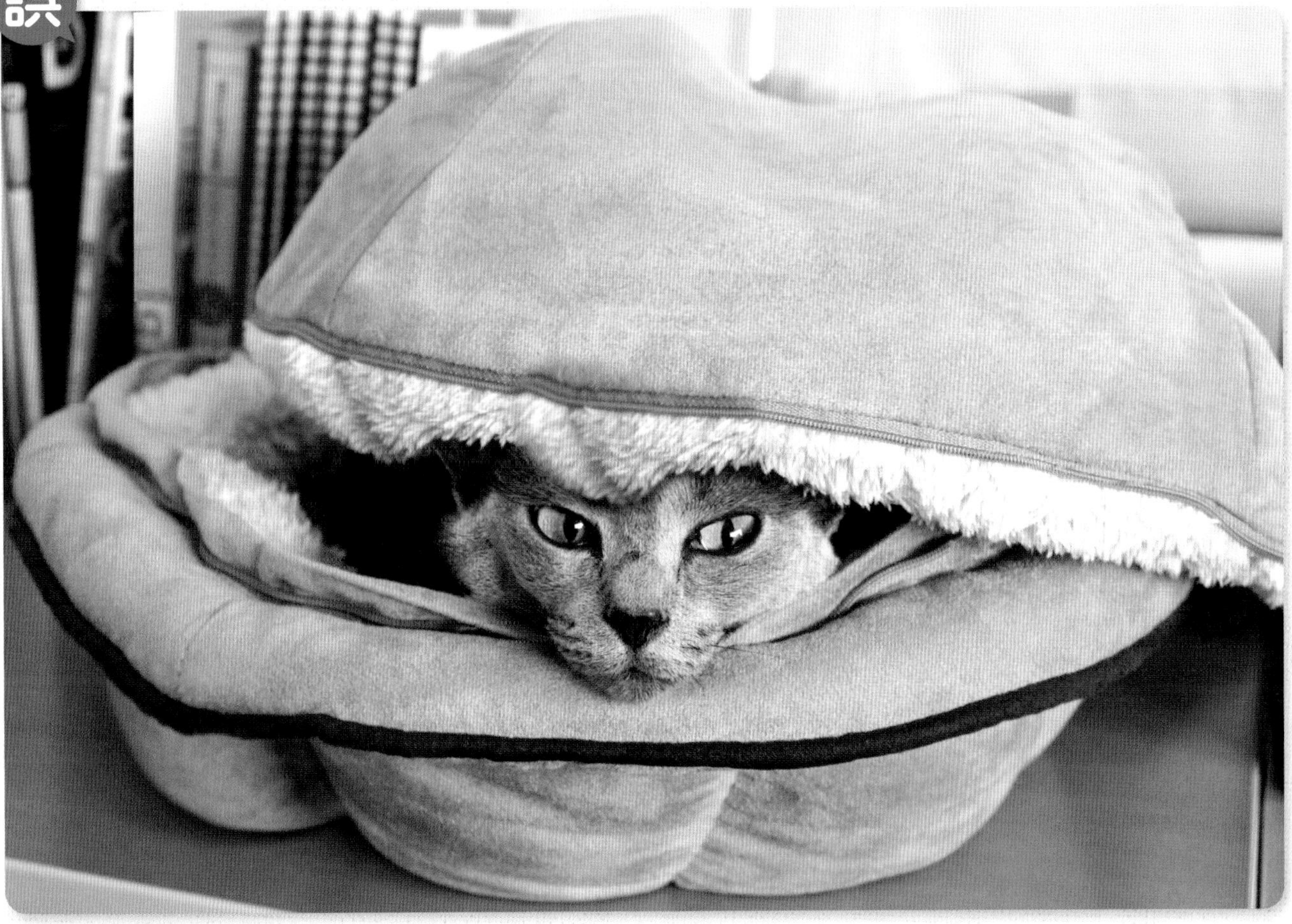

➡解答は66ページ

20 ワンオペねこ

この子は
私が育てます

1分で見つけた数	個
全部見つけるまでの時間	分　秒

正

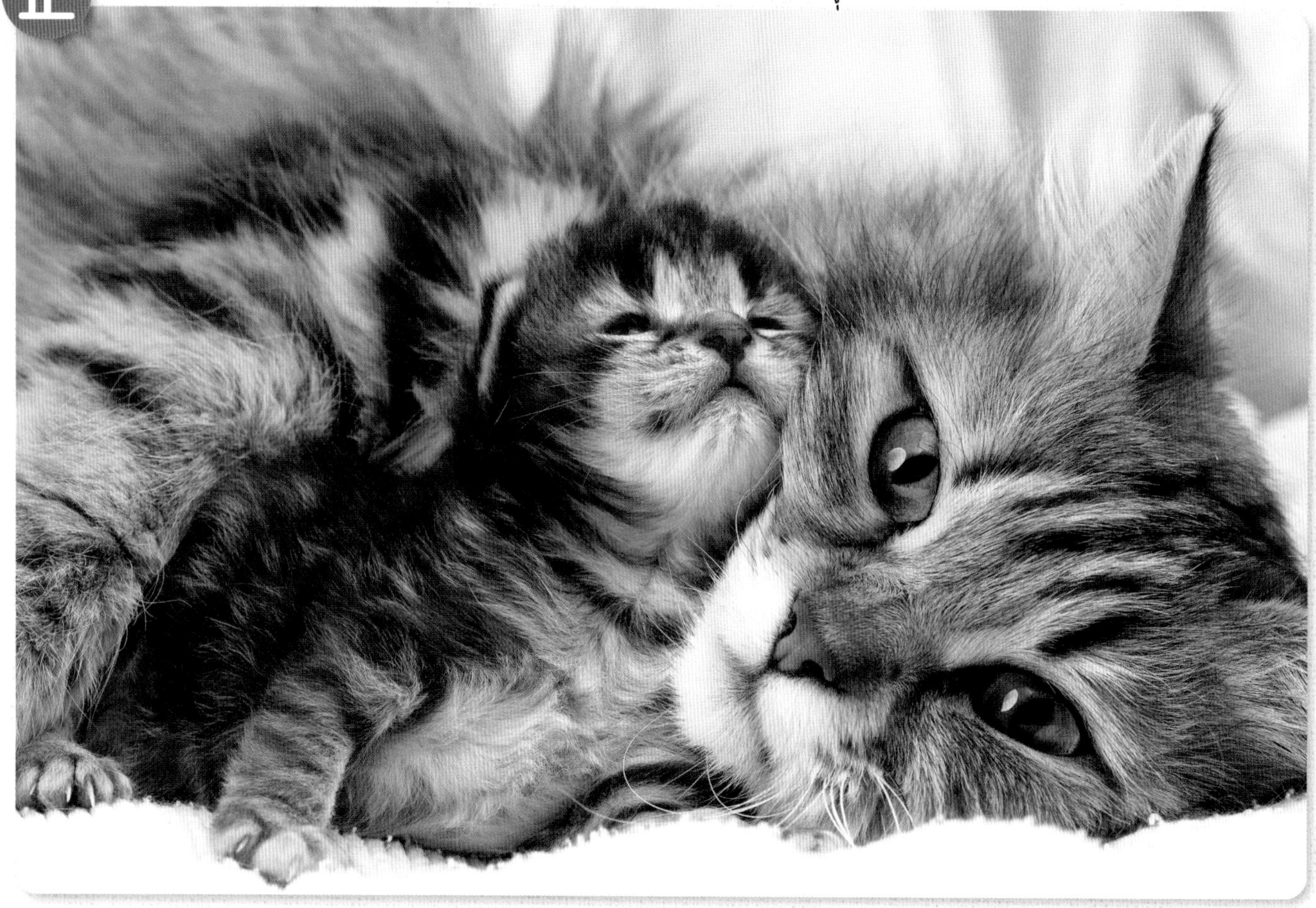

誤　まちがいは５つ。１分で探してにゃ。

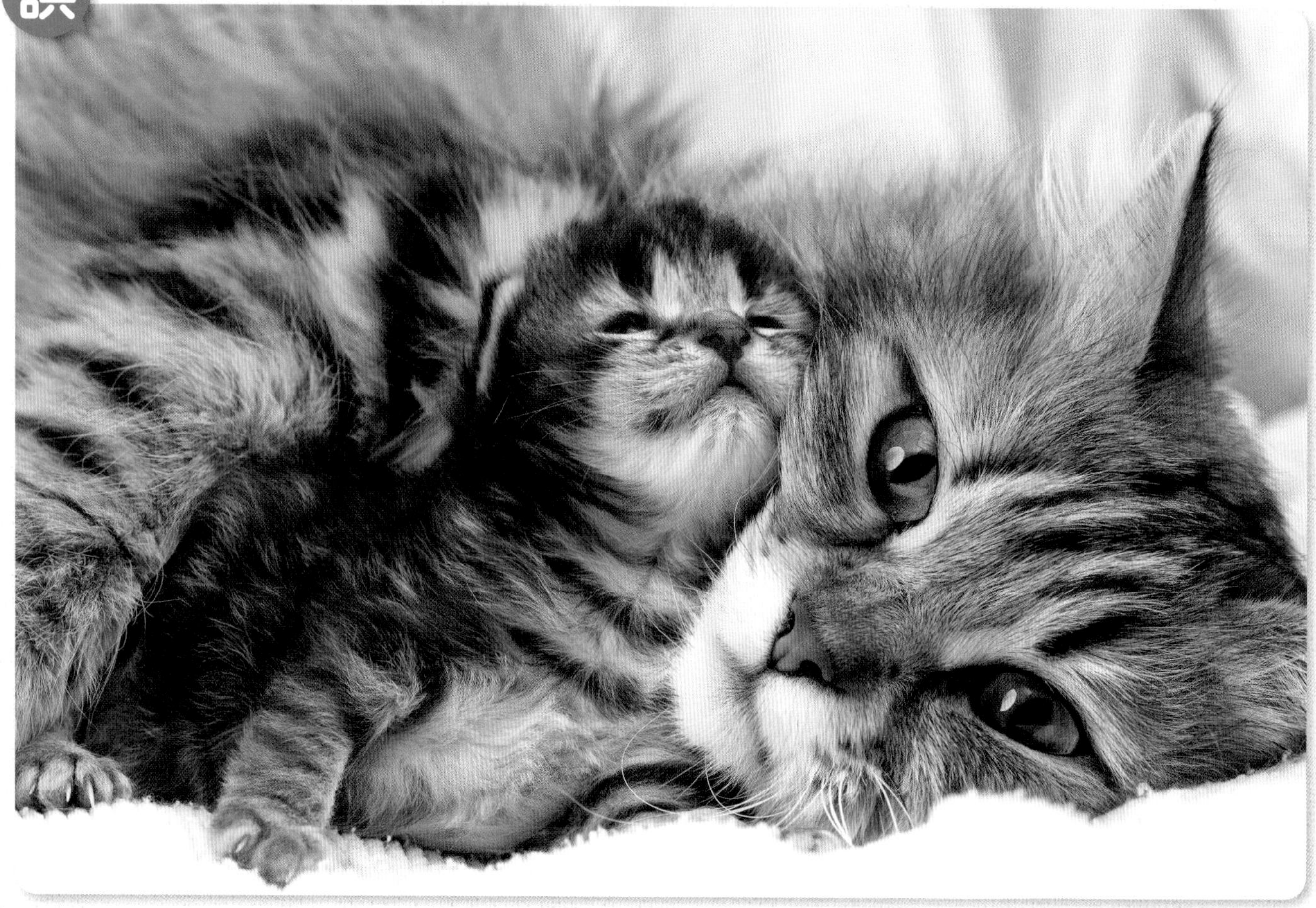

➡解答は66ページ

21 日常ねこ

1分で見つけた数	個
全部見つけるまでの時間	分　秒

正

今日みたいな
陽気は
過ごしやすくて
最高だにゃ

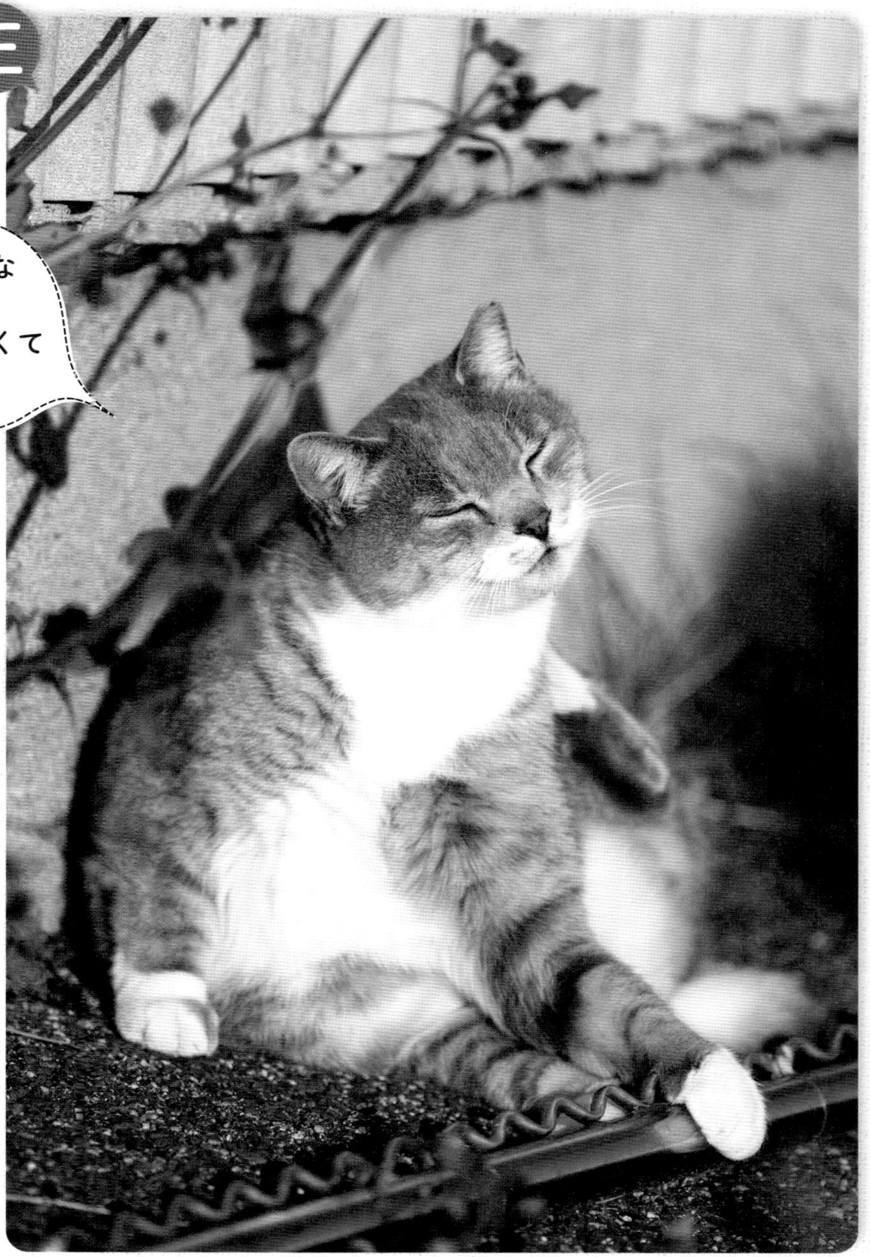

誤

まちがいは5つ。1分で探してにゃ。

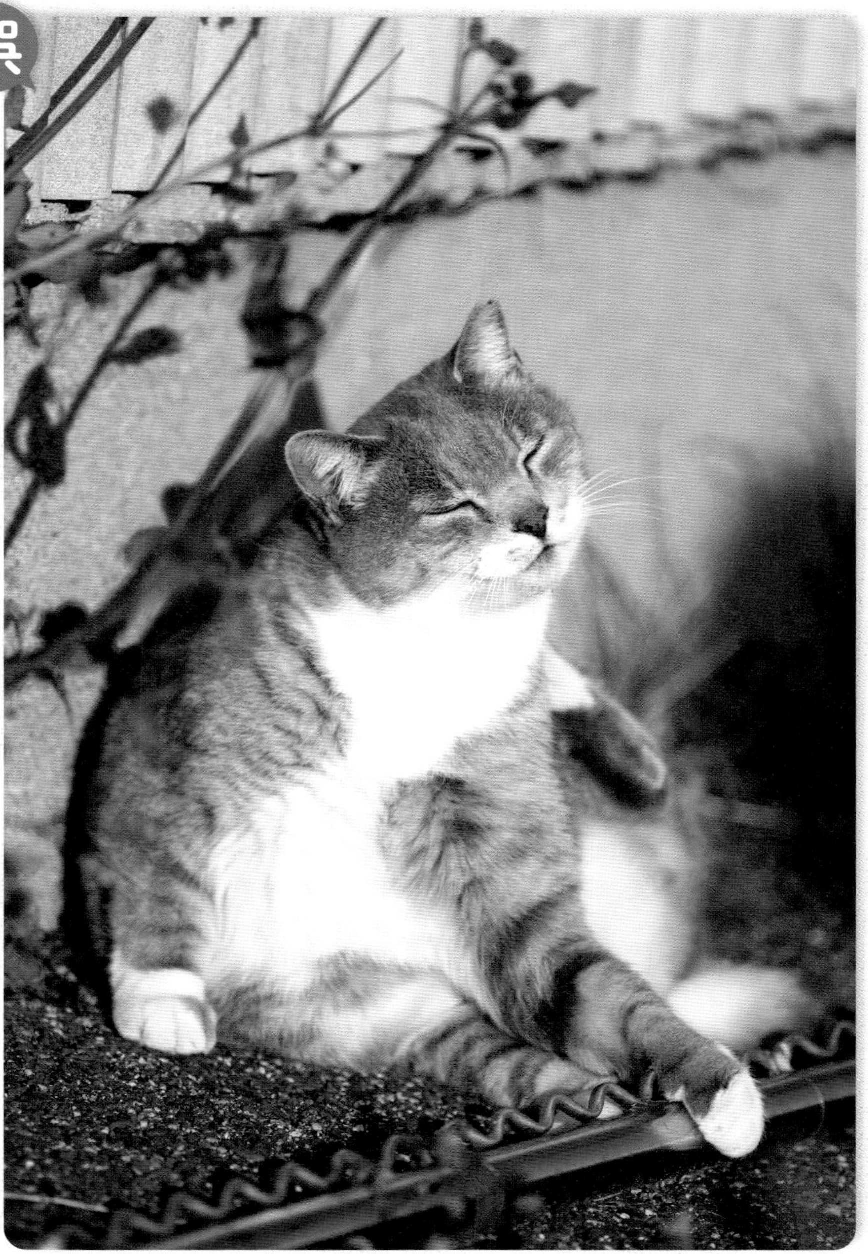

➡解答は66ページ

22 すずらんねこ

ほら、鈴の音、
聞こえまちぇんか？

1分で見つけた数	個
全部見つけるまでの時間	分　秒

正

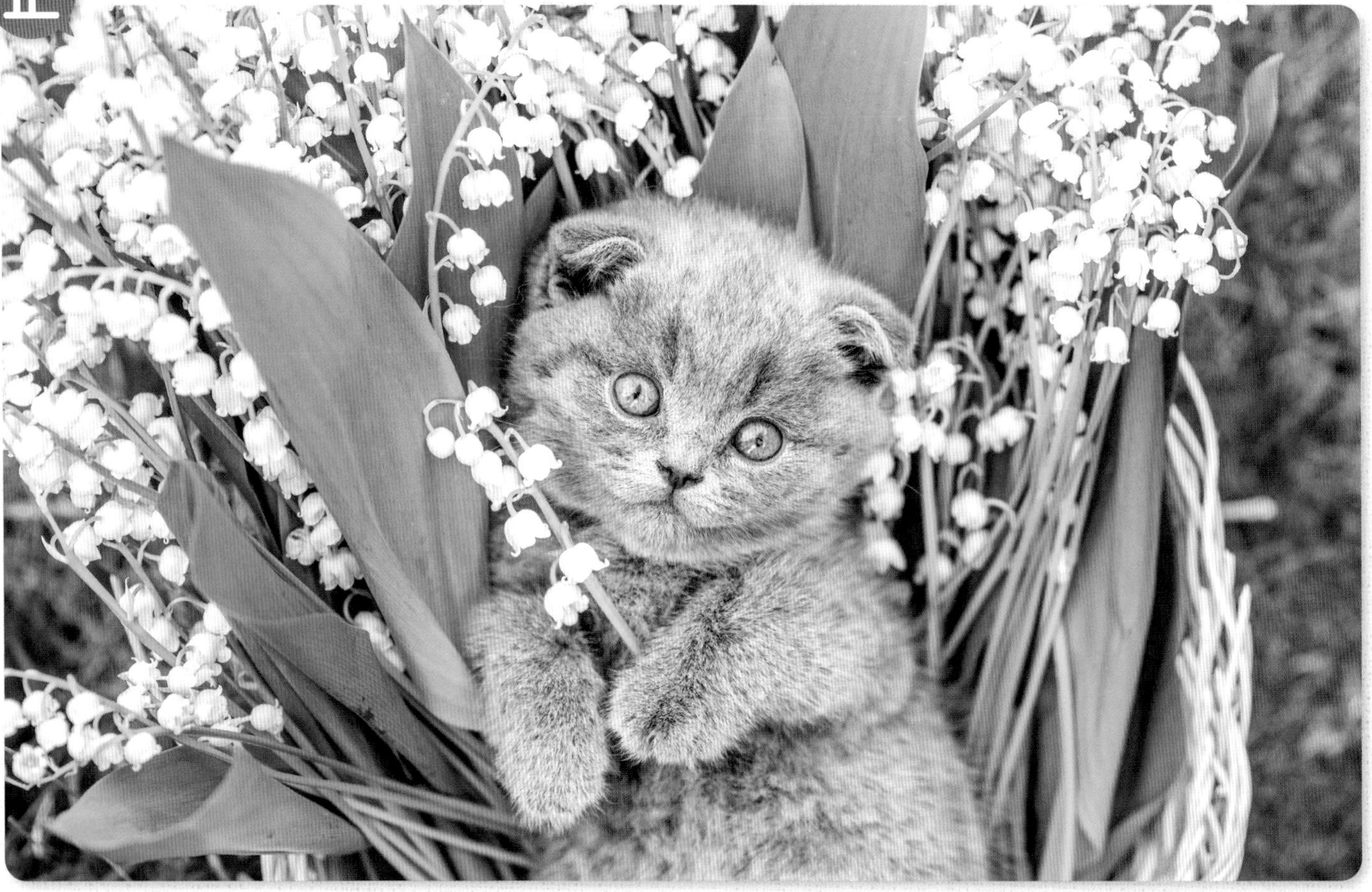

誤　まちがいは５つ。１分で探してにゃ。

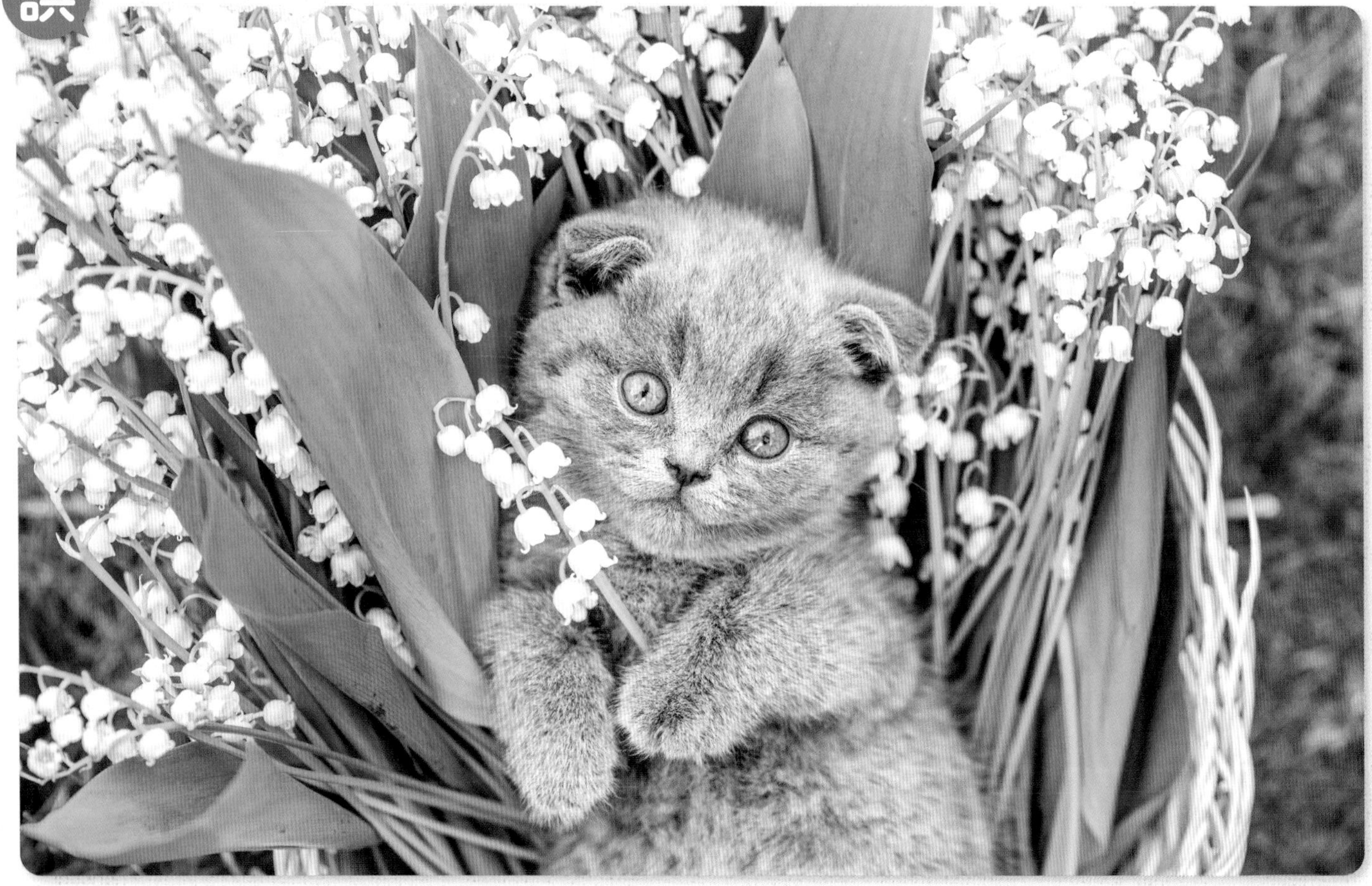

➡解答は66ページ

23 ハッピーニャースデー

1分で見つけた数		個
全部見つけるまでの時間	分	秒

プレゼント
うれしいにゃ～

正

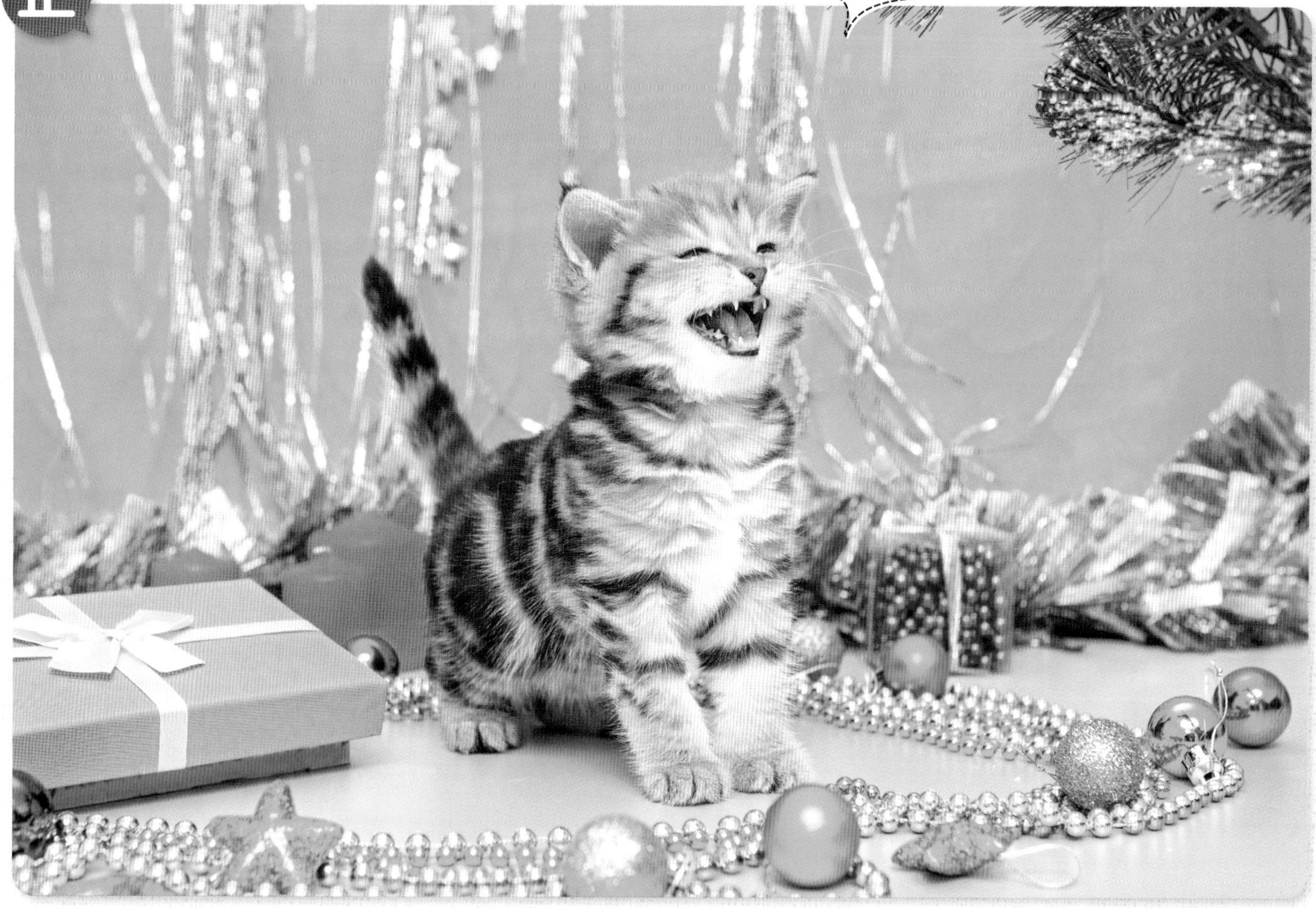

誤 まちがいは5つ。1分で探してにゃ。

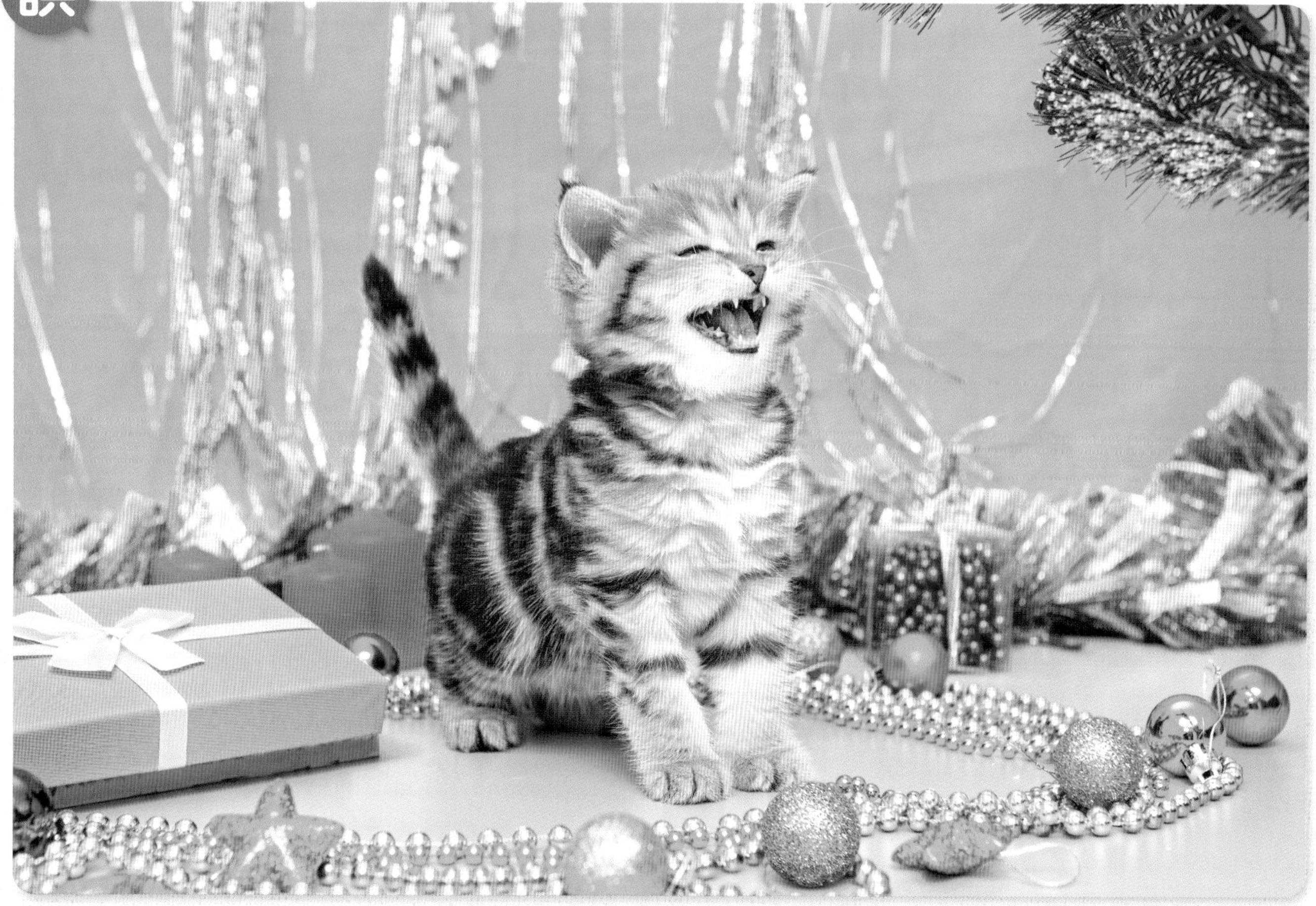

➡解答は67ページ

24 きょうだいねこ

色白のほうが、妹です

1分で見つけた数	個
全部見つけるまでの時間	分　秒

正

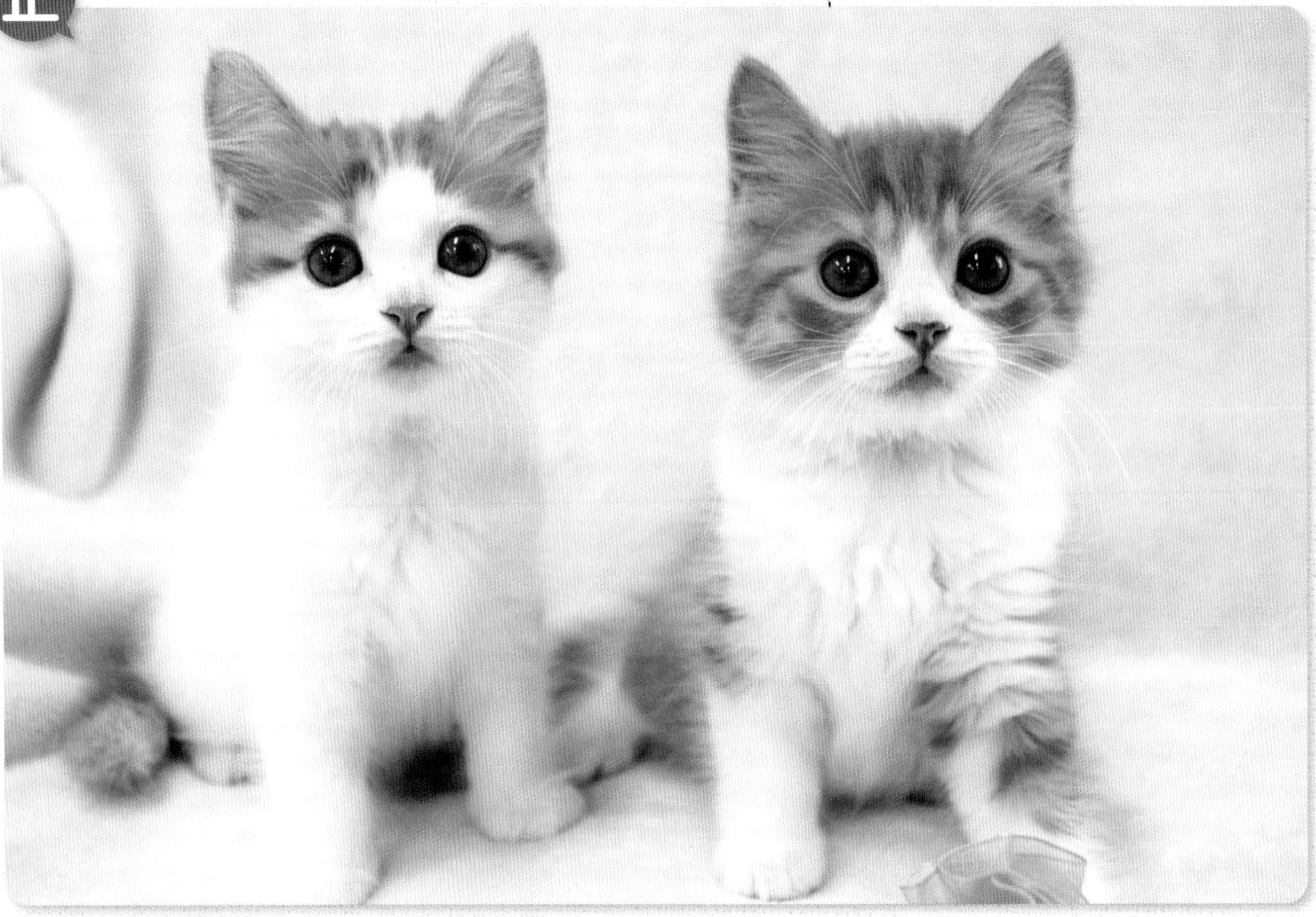

誤　まちがいは5つ。1分で探してにゃ。

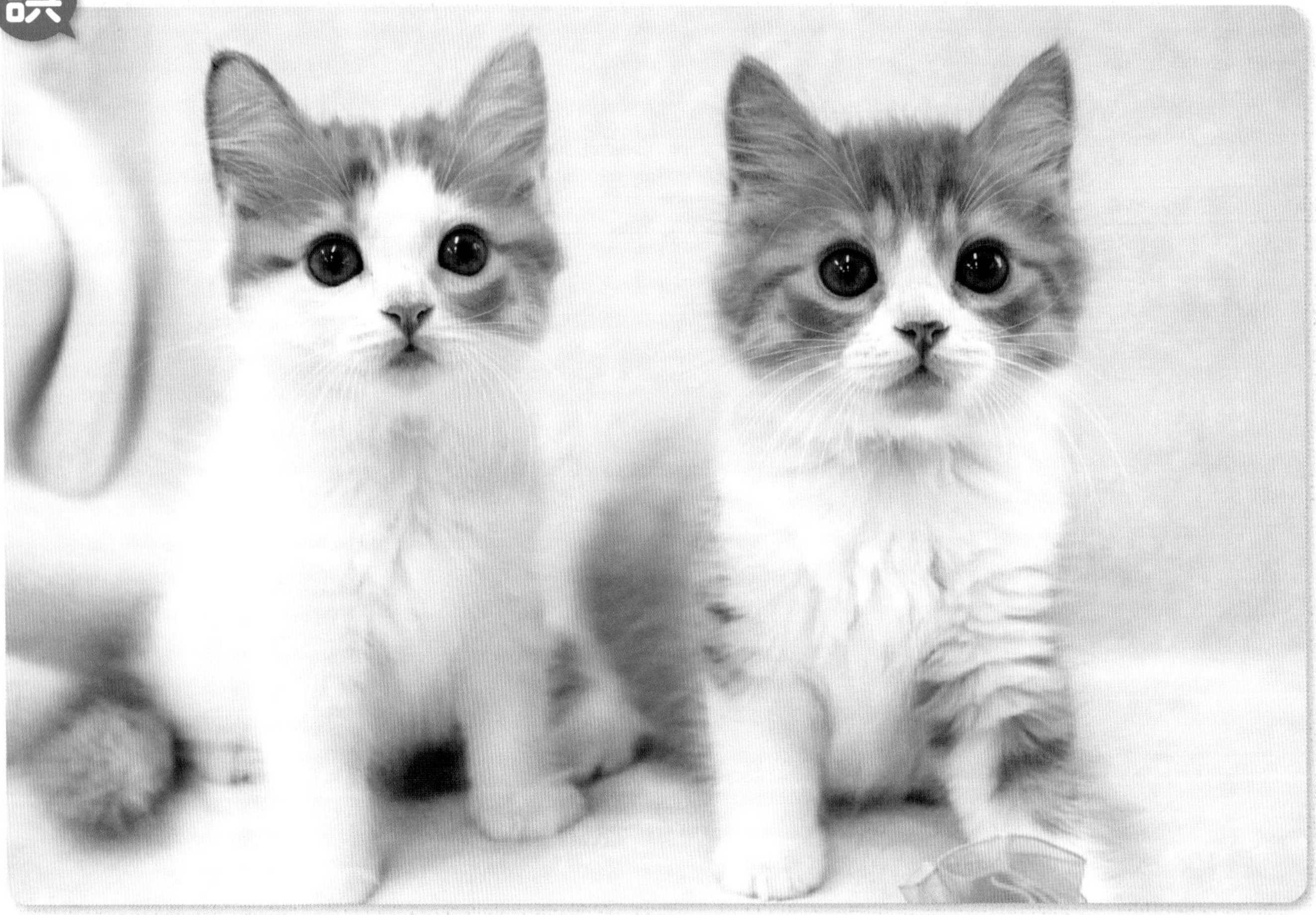

解答は67ページ

25 しみじみねこ

ふぅ、今年ももうすぐ
終わりかぁ

1分で見つけた数	個
全部見つけるまでの時間	分　秒

正

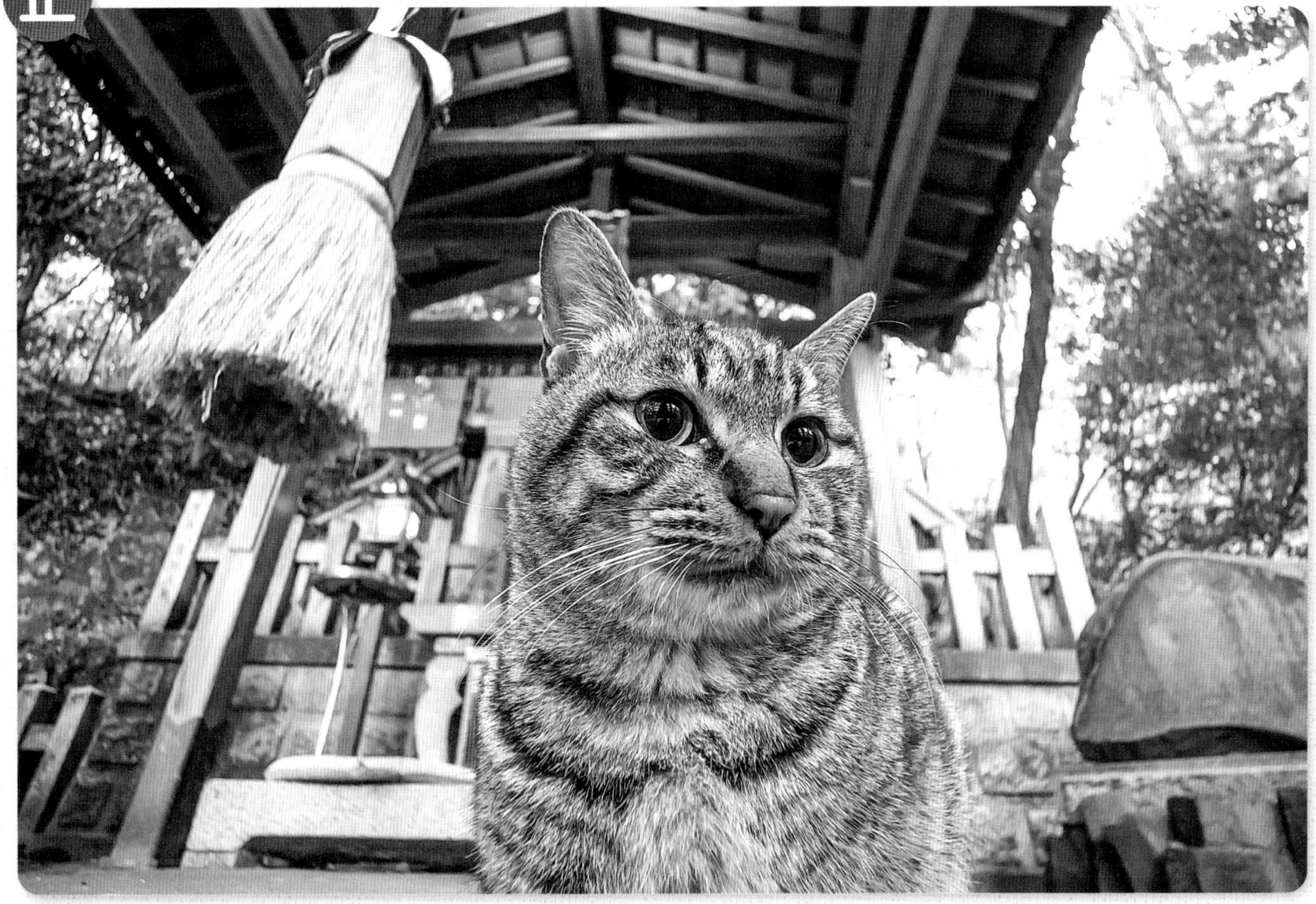

誤　まちがいは５つ。１分で探してにゃ。

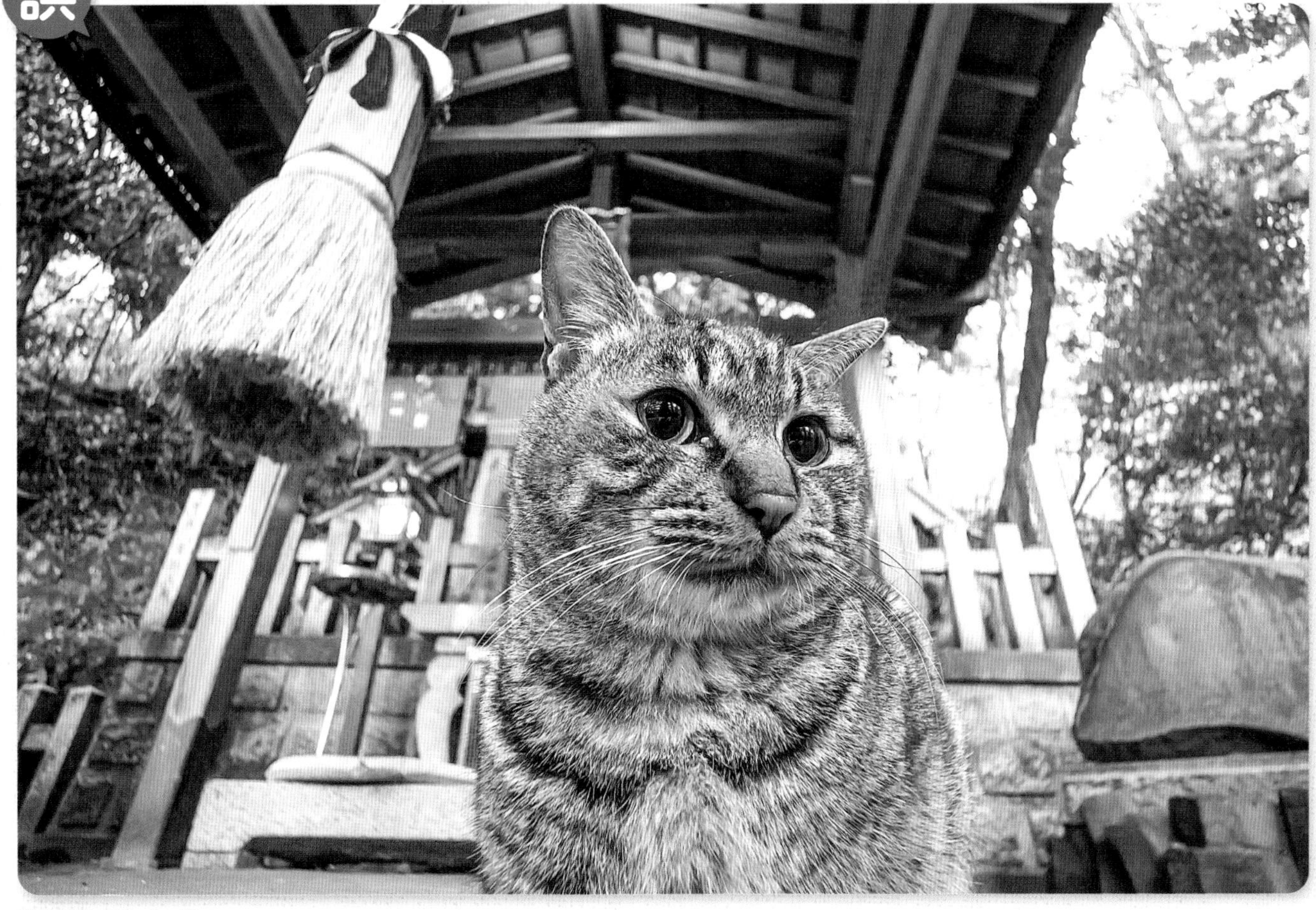

➡解答は67ページ

26 勝負ねこ

あ、それ、
じゃんけん、
ぽんっ！

１分で見つけた数		個
全部見つけるまでの時間	分	秒

正

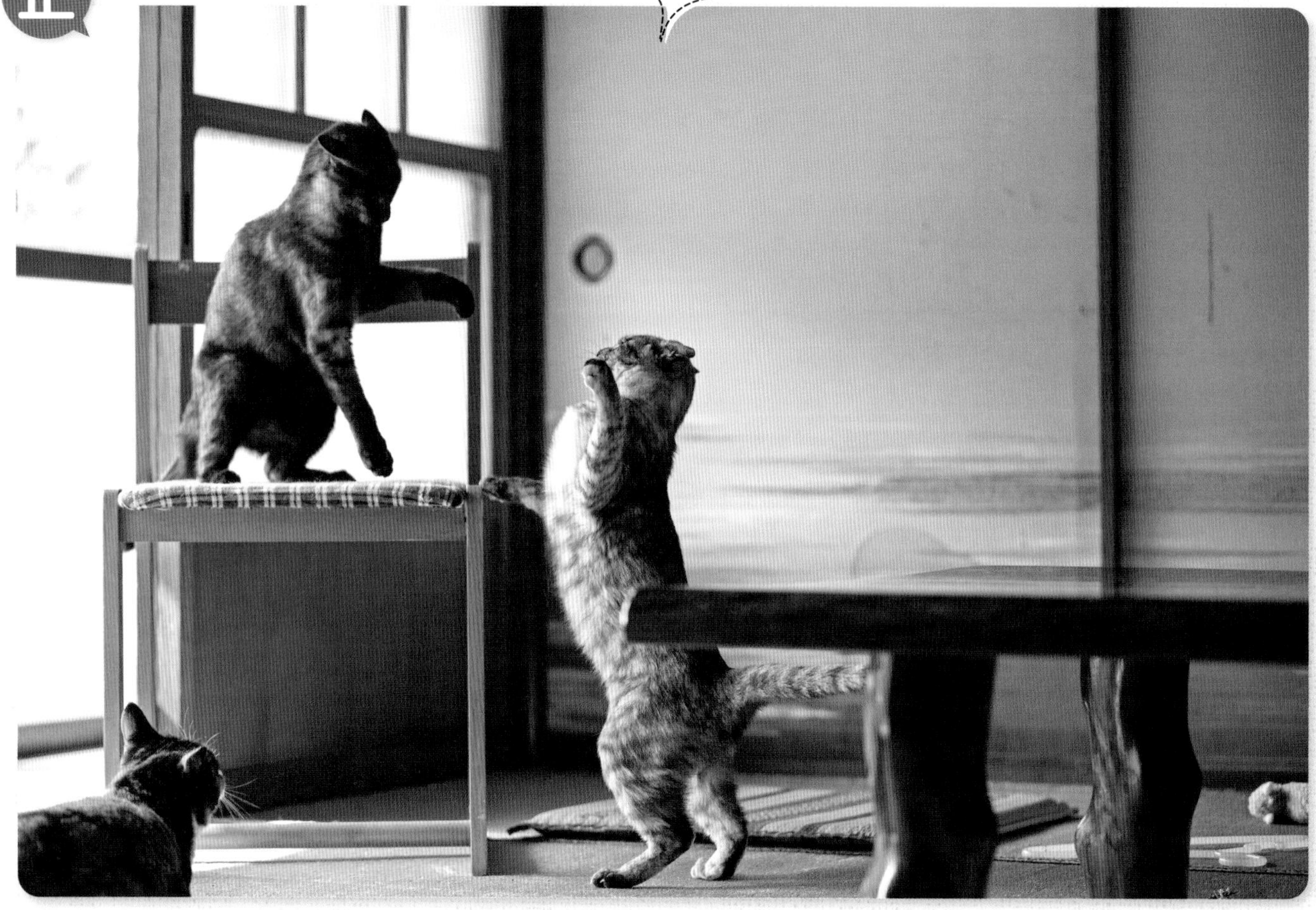

誤 まちがいは５つ。１分で探してにゃ。

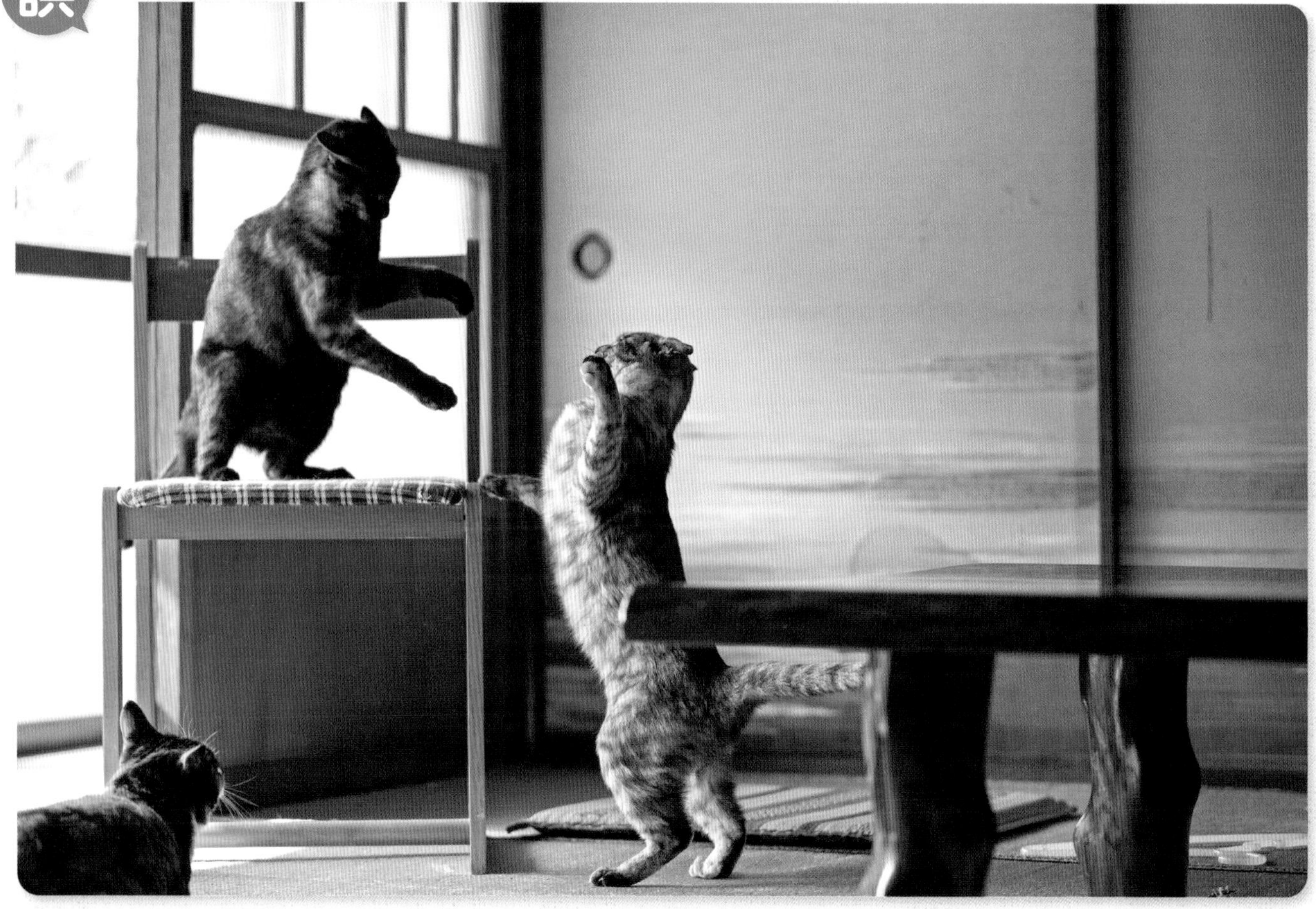

解答は67ページ

27 ゴシップねこ

ちょっと、奥さん
隣のダンナさんたらね…

1分で見つけた数	個
全部見つけるまでの時間	分　秒

正

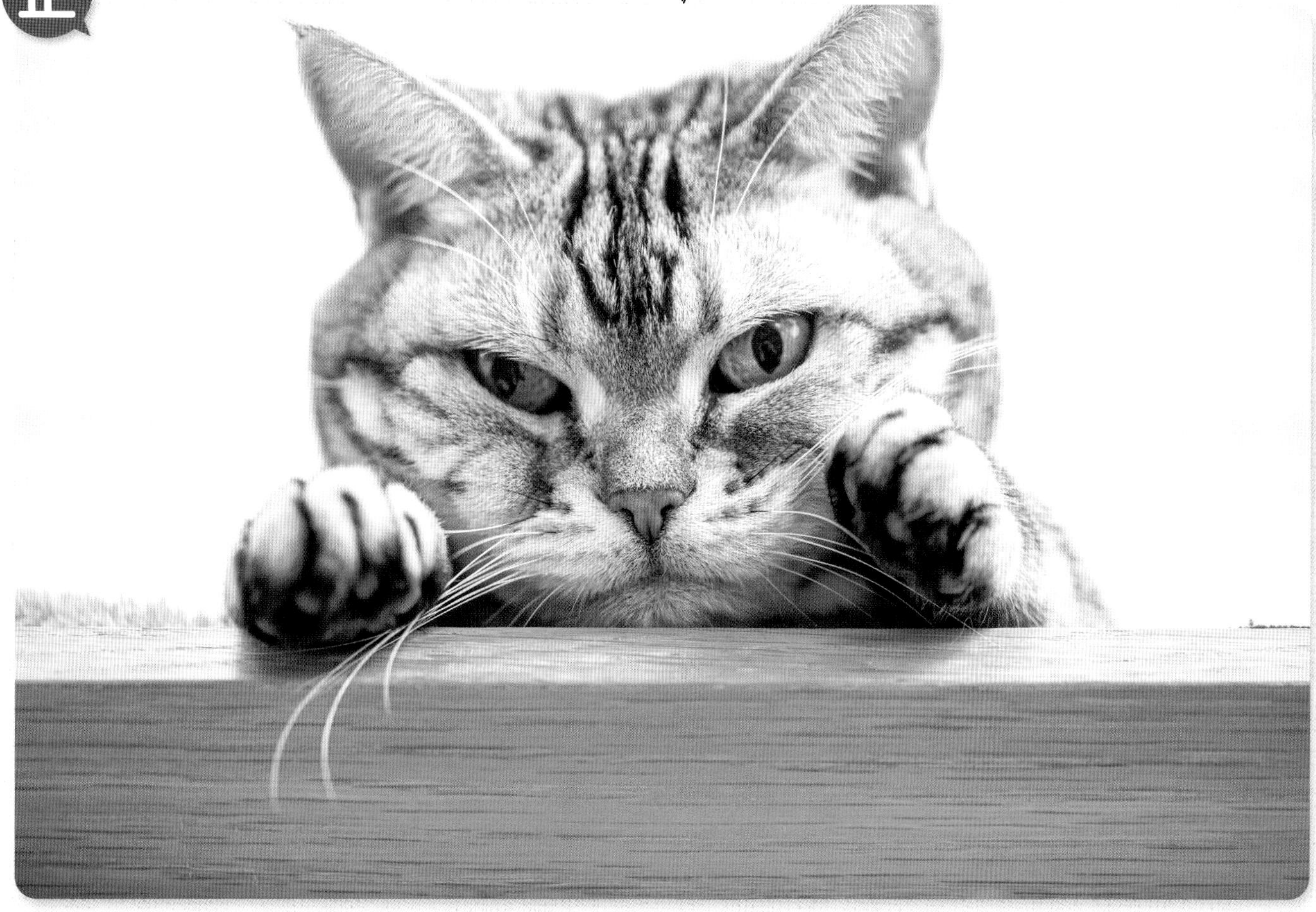

誤　まちがいは5つ。1分で探してにゃ。

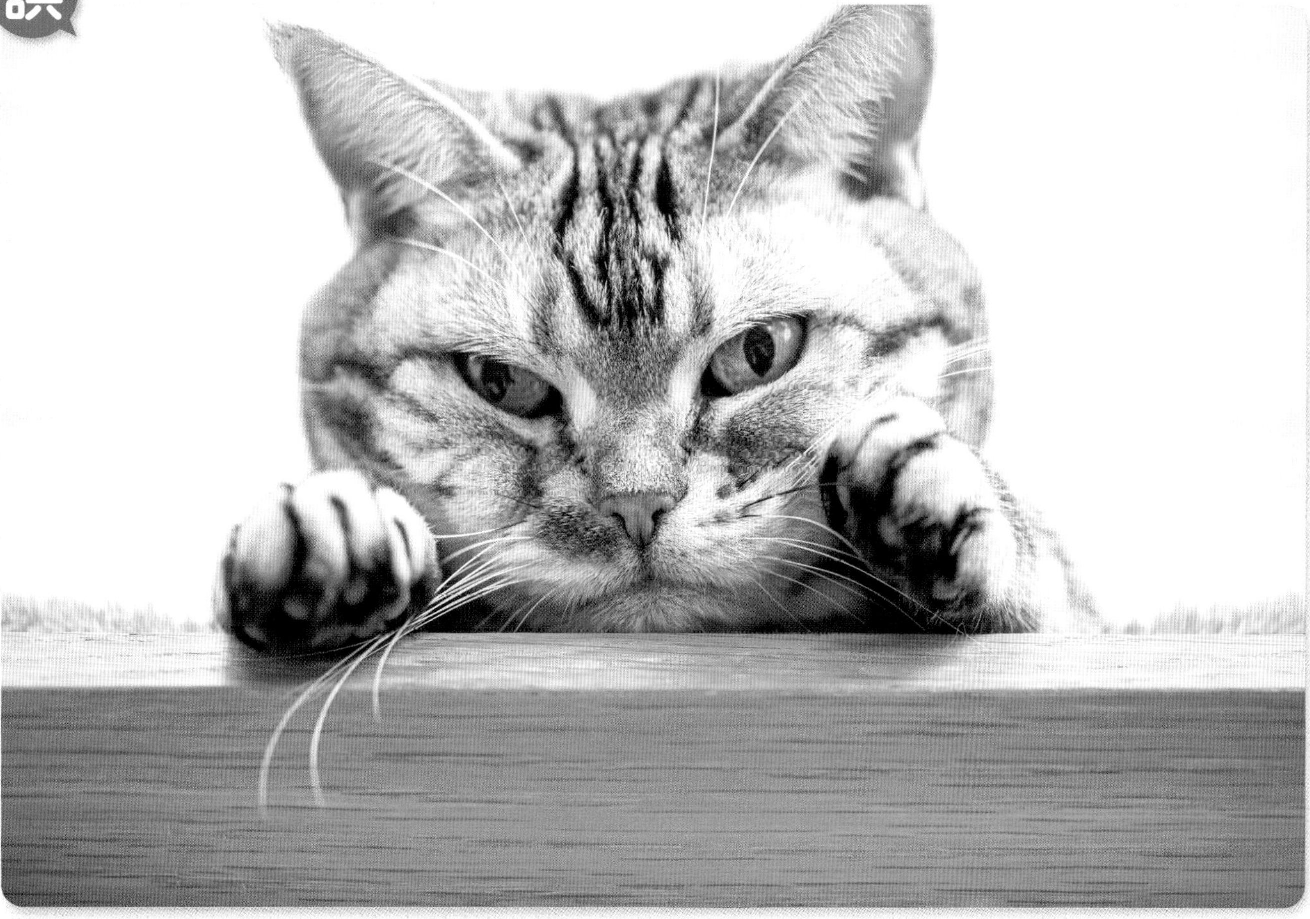

➡解答は67ページ

28 雪やこんこねこ

いぬって本当に
庭かけまわるんだ

1分で見つけた数	個
全部見つけるまでの時間	分　秒

正

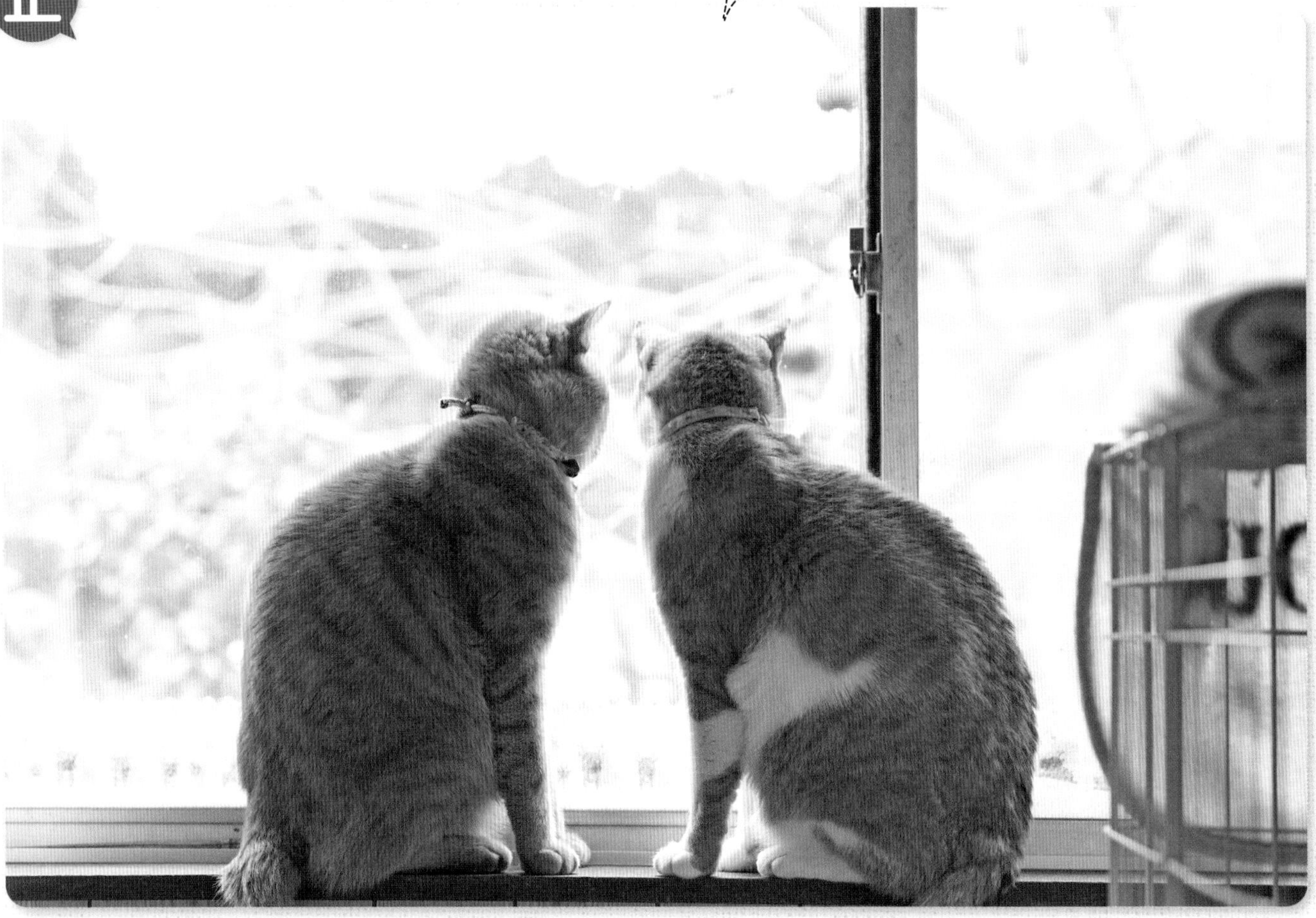

誤　まちがいは５つ。１分で探してにゃ。

➡解答は67ページ

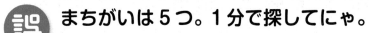

29 バスケットねこ

はい、お弁当
全部食べました

1分で見つけた数		個
全部見つけるまでの時間	分	秒

正

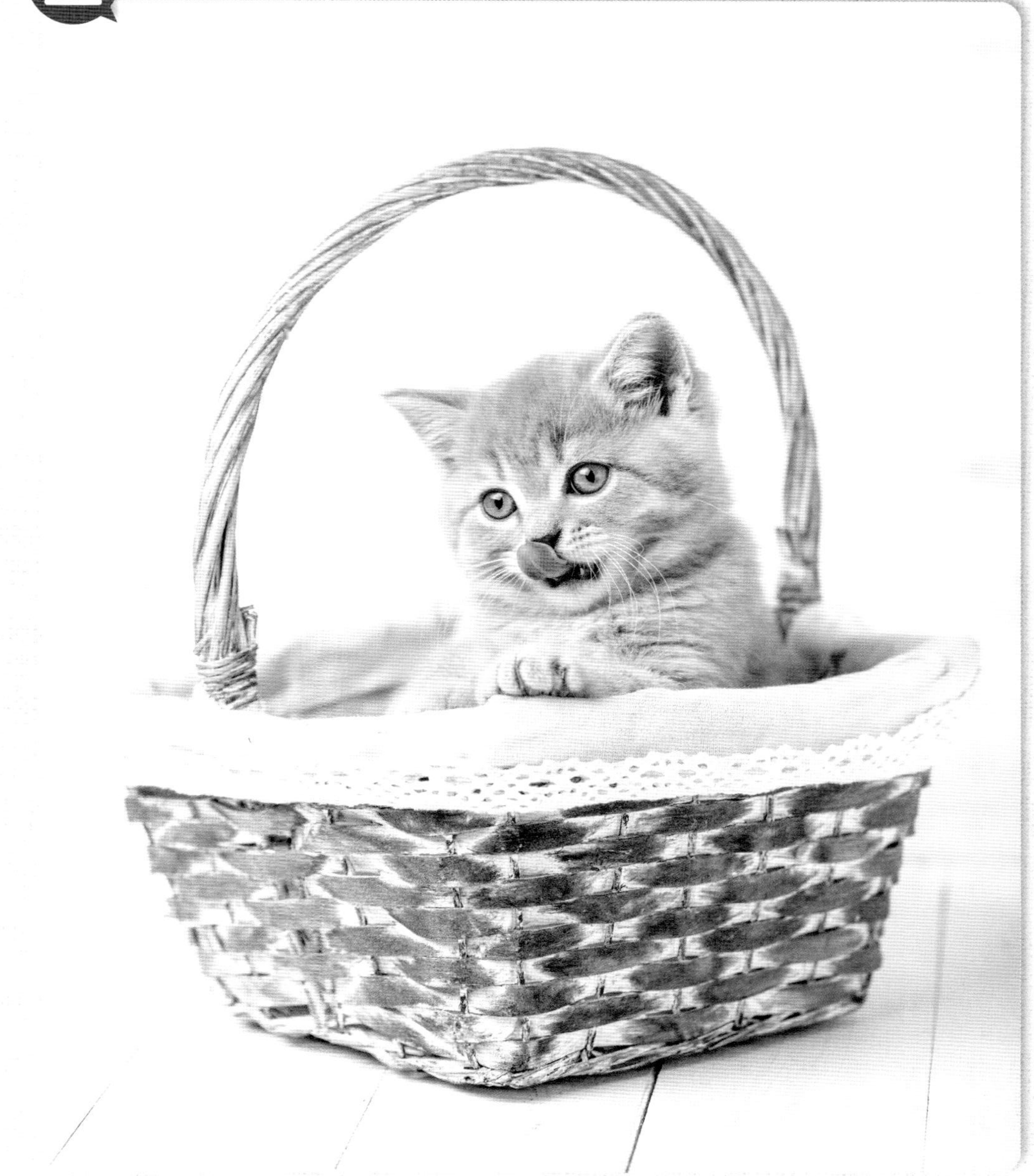

誤

まちがいは5つ。1分で探してにゃ。

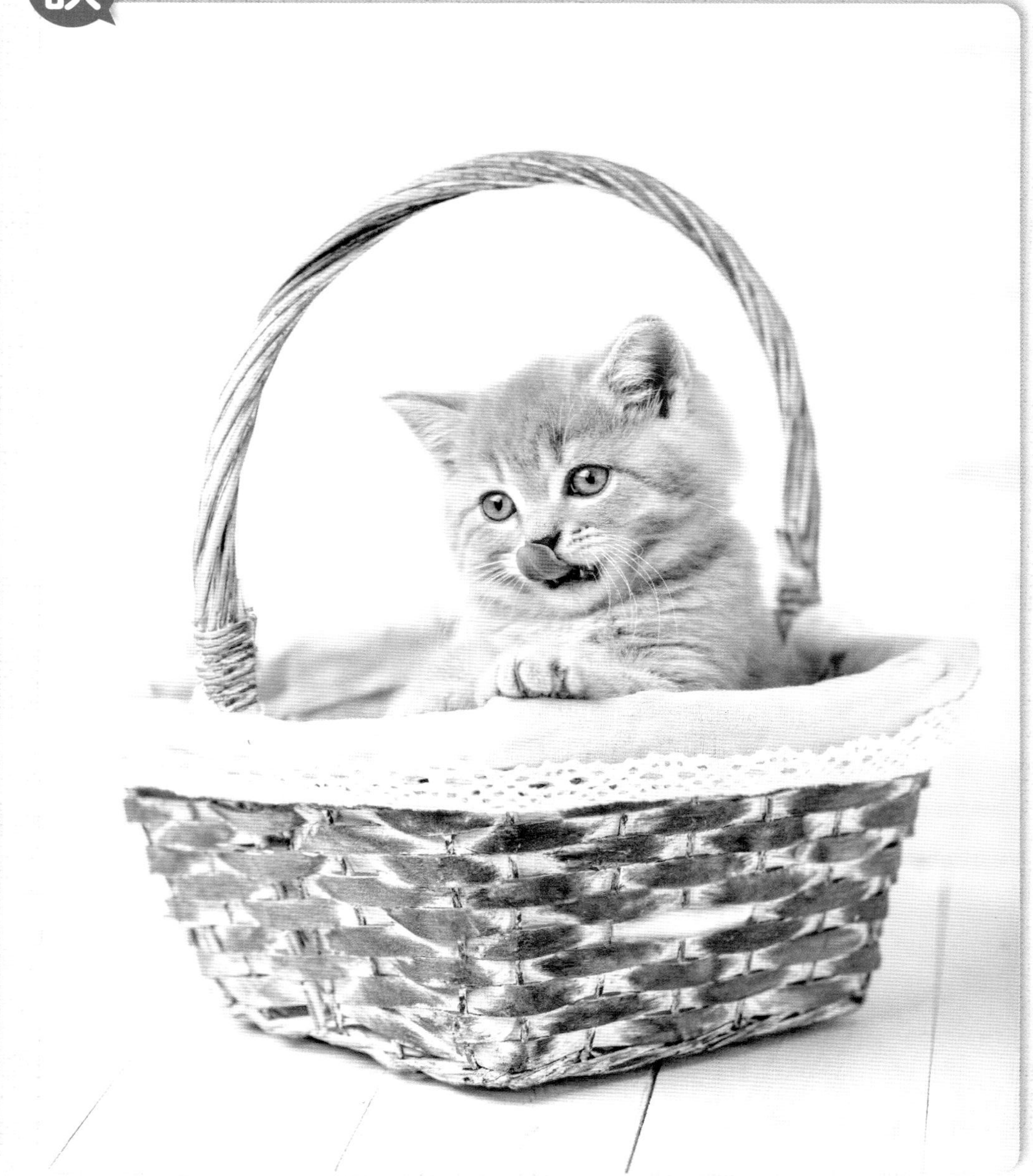

解答は67ページ

30 突破ねこ

待って、
私が先に行く

オレに続け

1分で見つけた数	個
全部見つけるまでの時間	分　秒

正

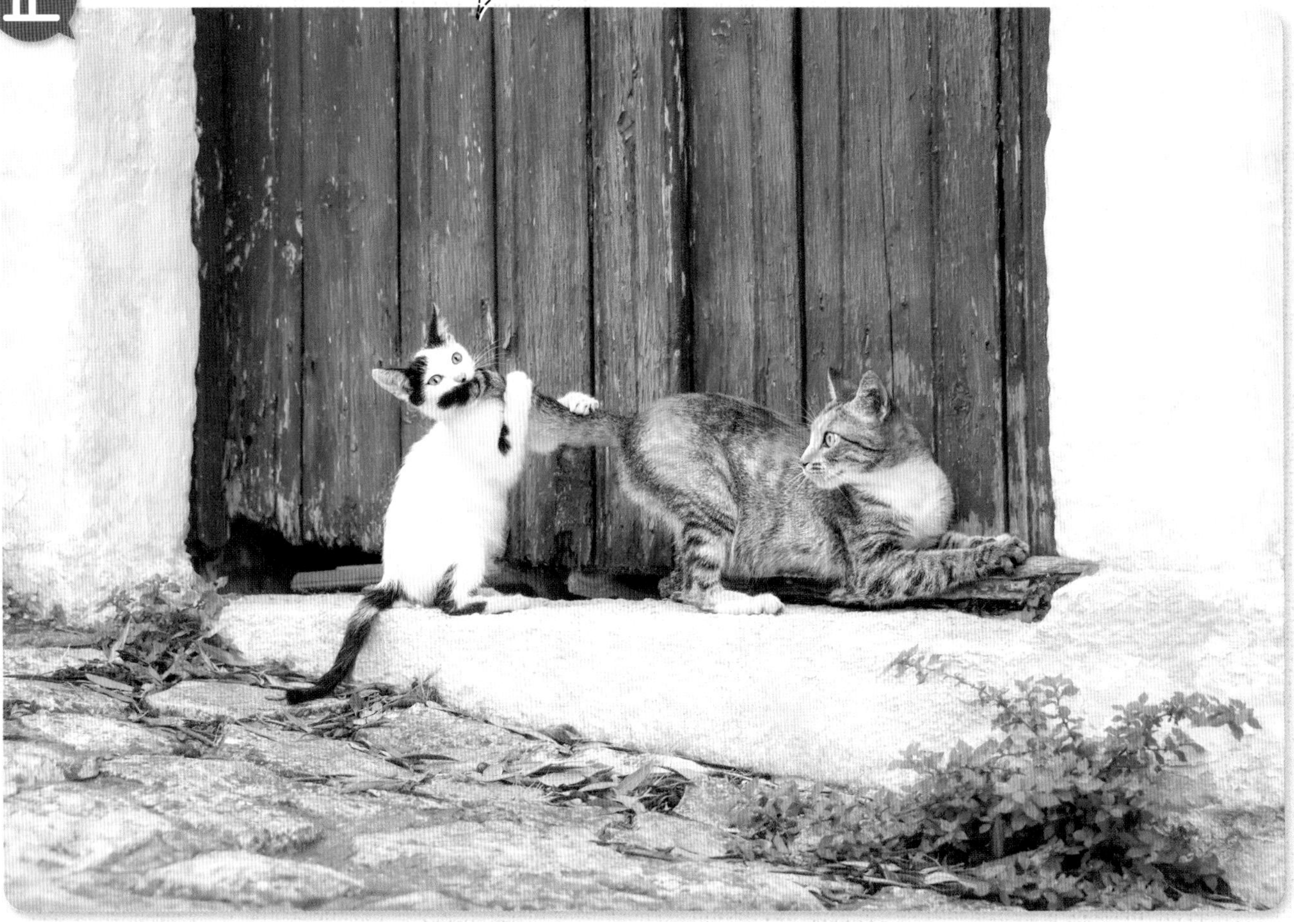

誤　まちがいは5つ。1分で探してにゃ。

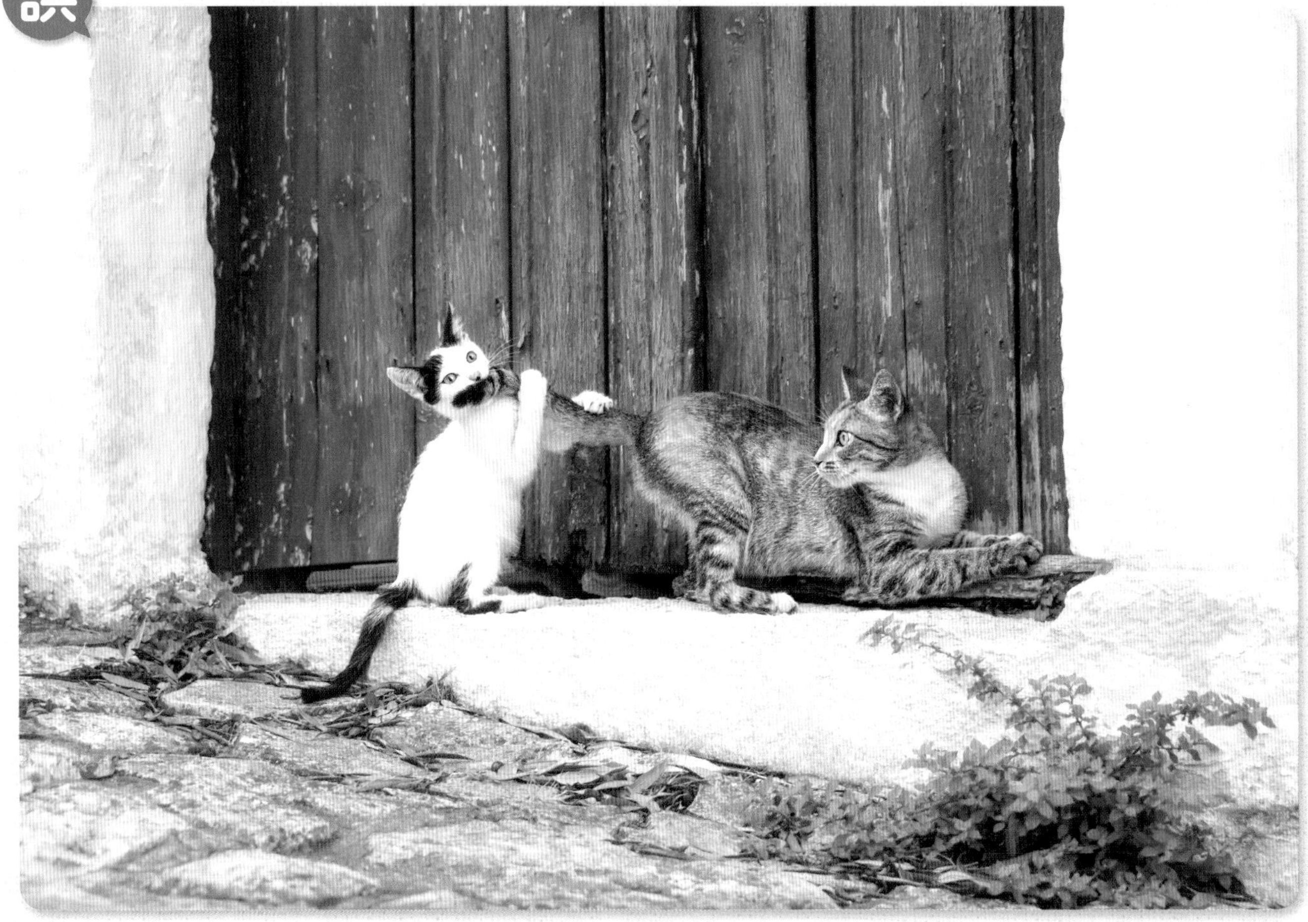

➡解答は67ページ

31 ジュエルねこ

わたしがいちばん
輝いてるわ

1分で見つけた数	個
全部見つけるまでの時間	分　秒

正

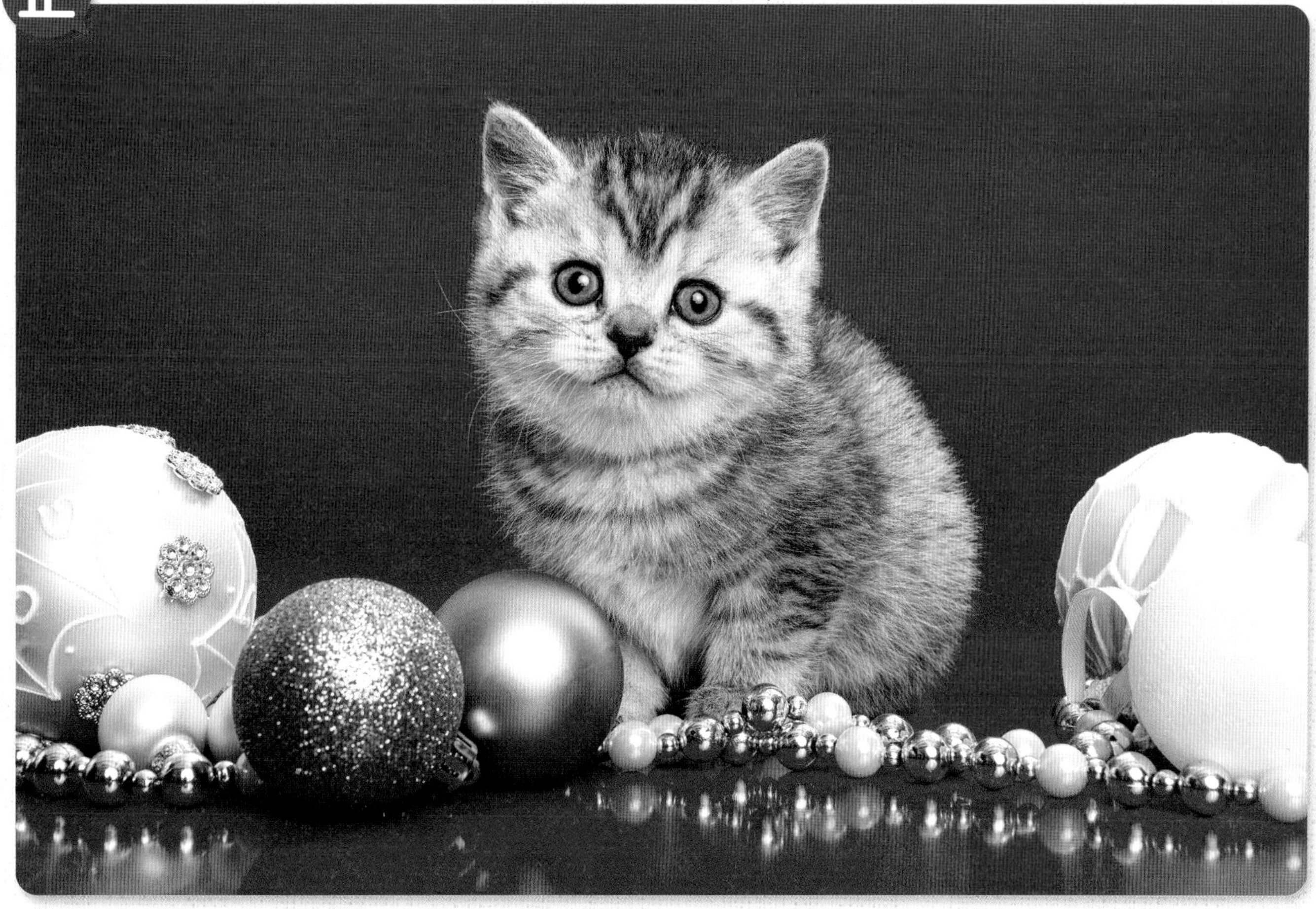

誤　まちがいは5つ。1分で探してにゃ。

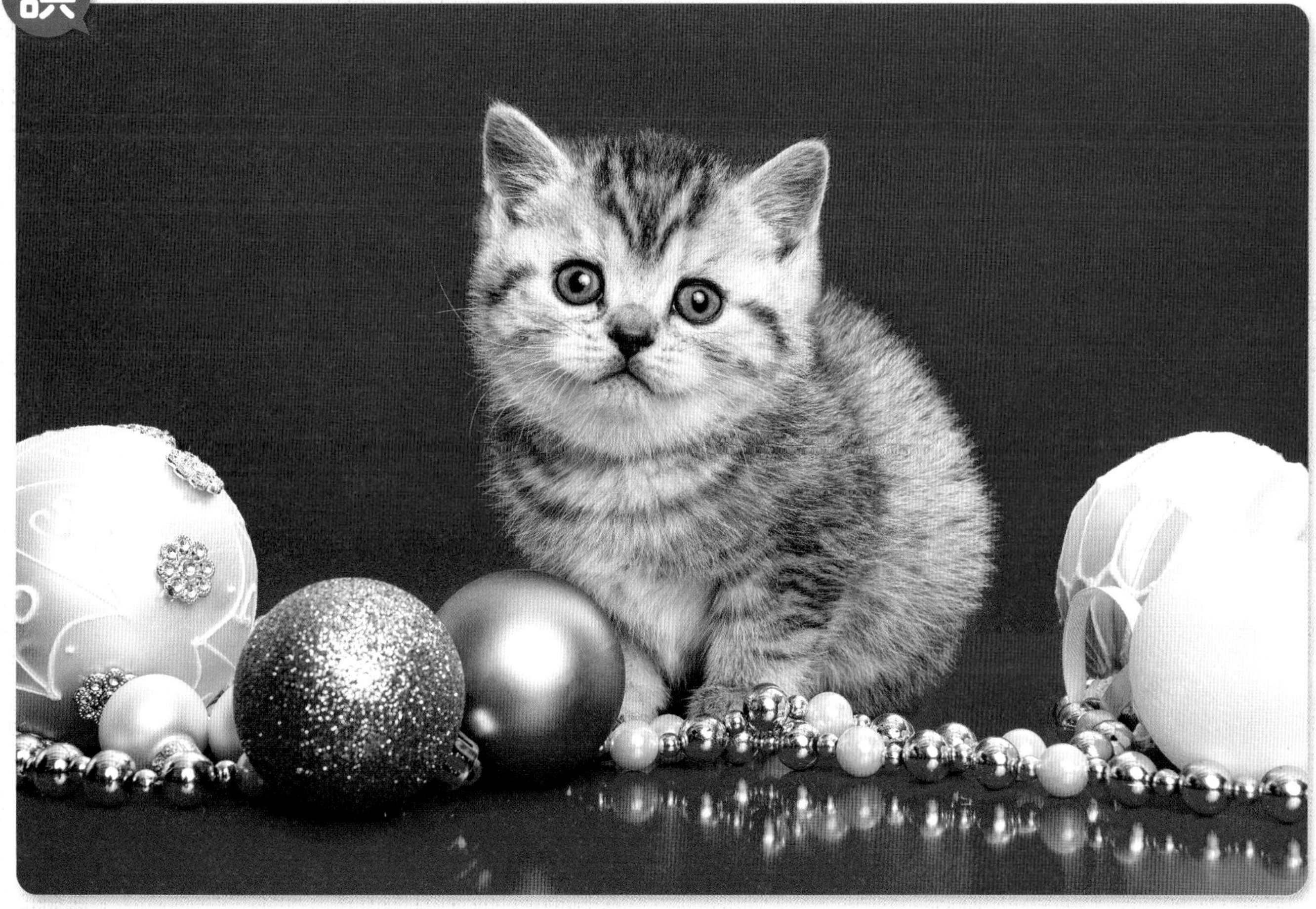

➡解答は68ページ

32 にゃんみ一体

わたしたちは
2匹で1つ！

1分で見つけた数	個
全部見つけるまでの時間	分　秒

正

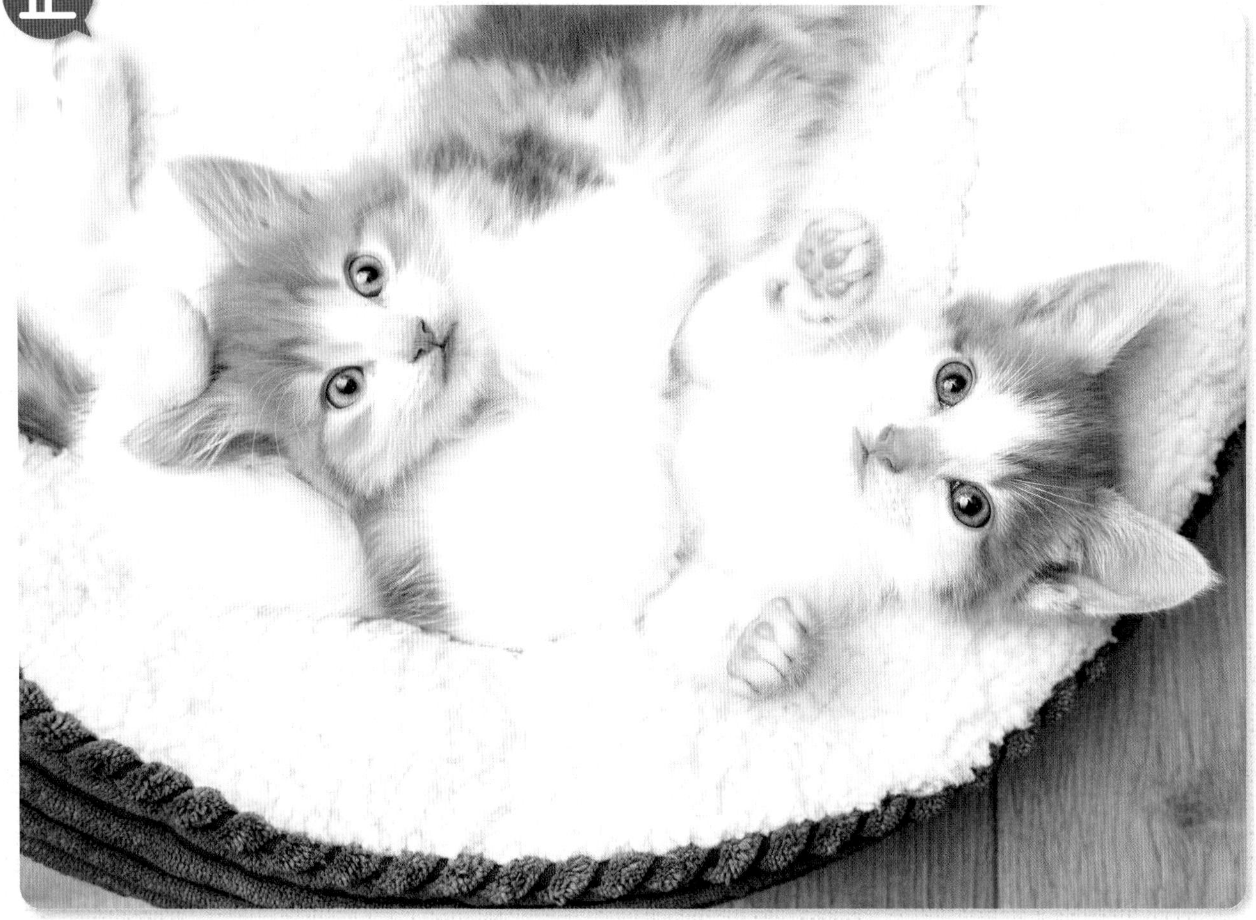

誤

まちがいは5つ。1分で探してにゃ。

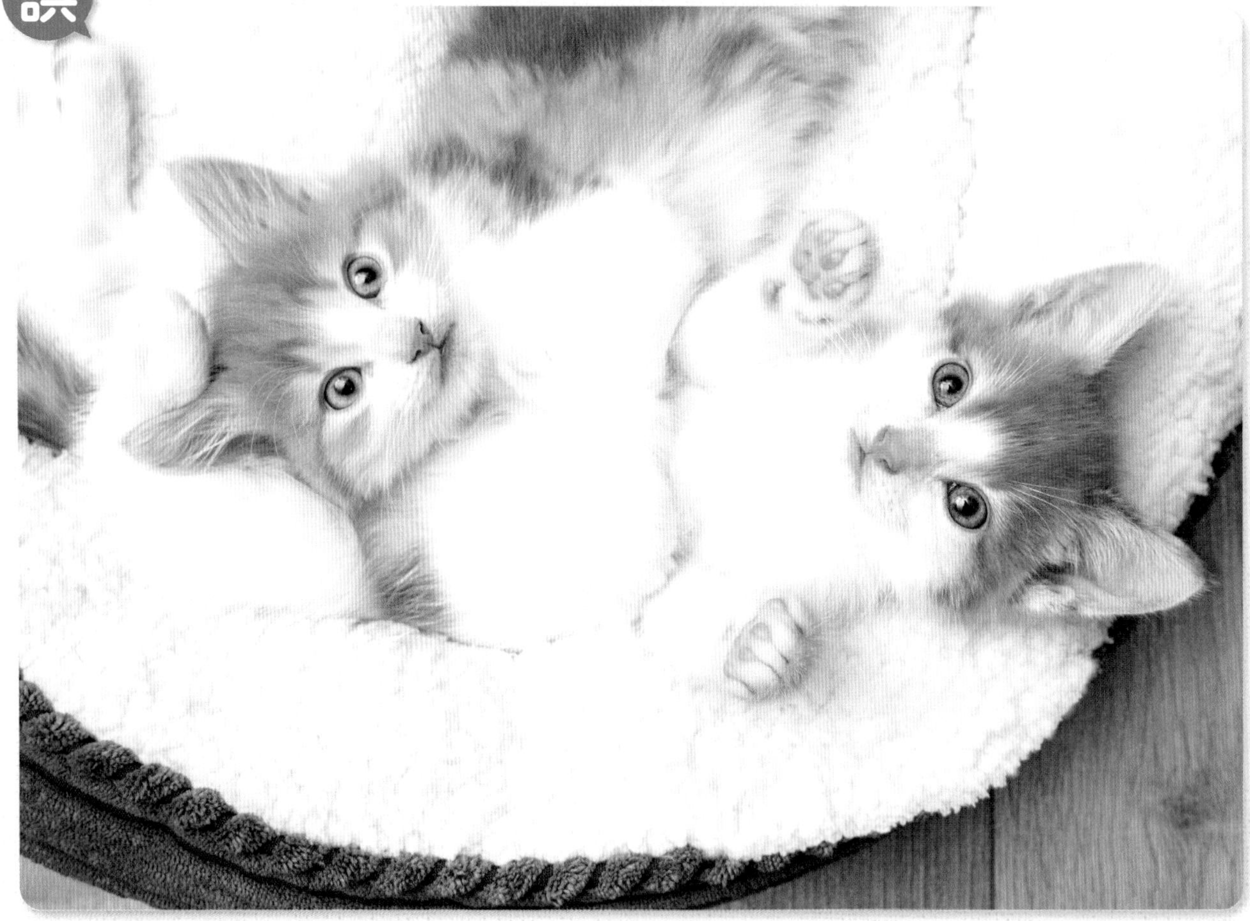

解答は68ページ

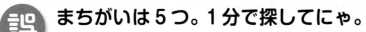

33 変顔ねこ

誰もいないから
変顔の練習しよ。
…ん？

1分で見つけた数	個
全部見つけるまでの時間	分　秒

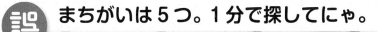

正

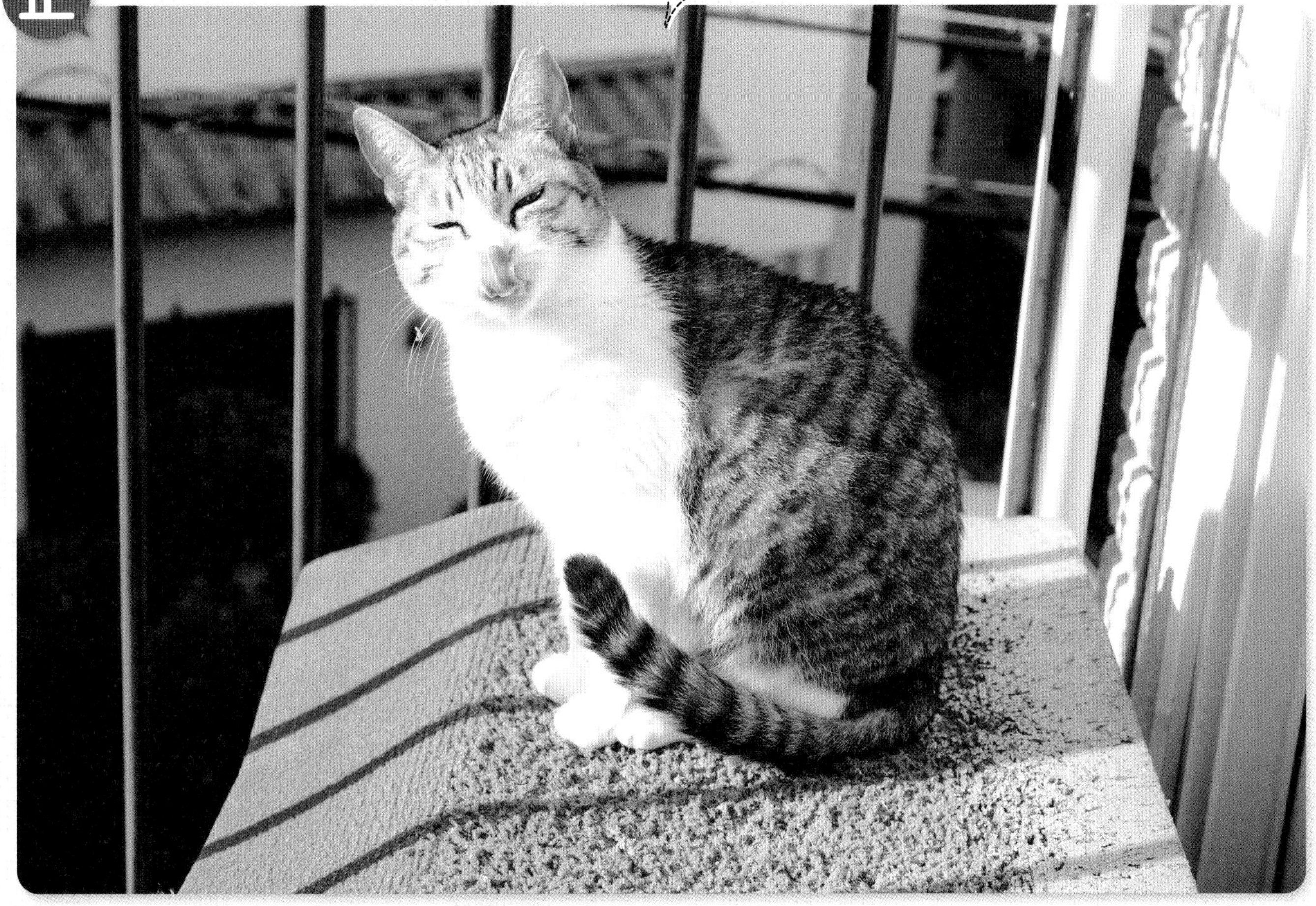

誤　まちがいは5つ。1分で探してにゃ。

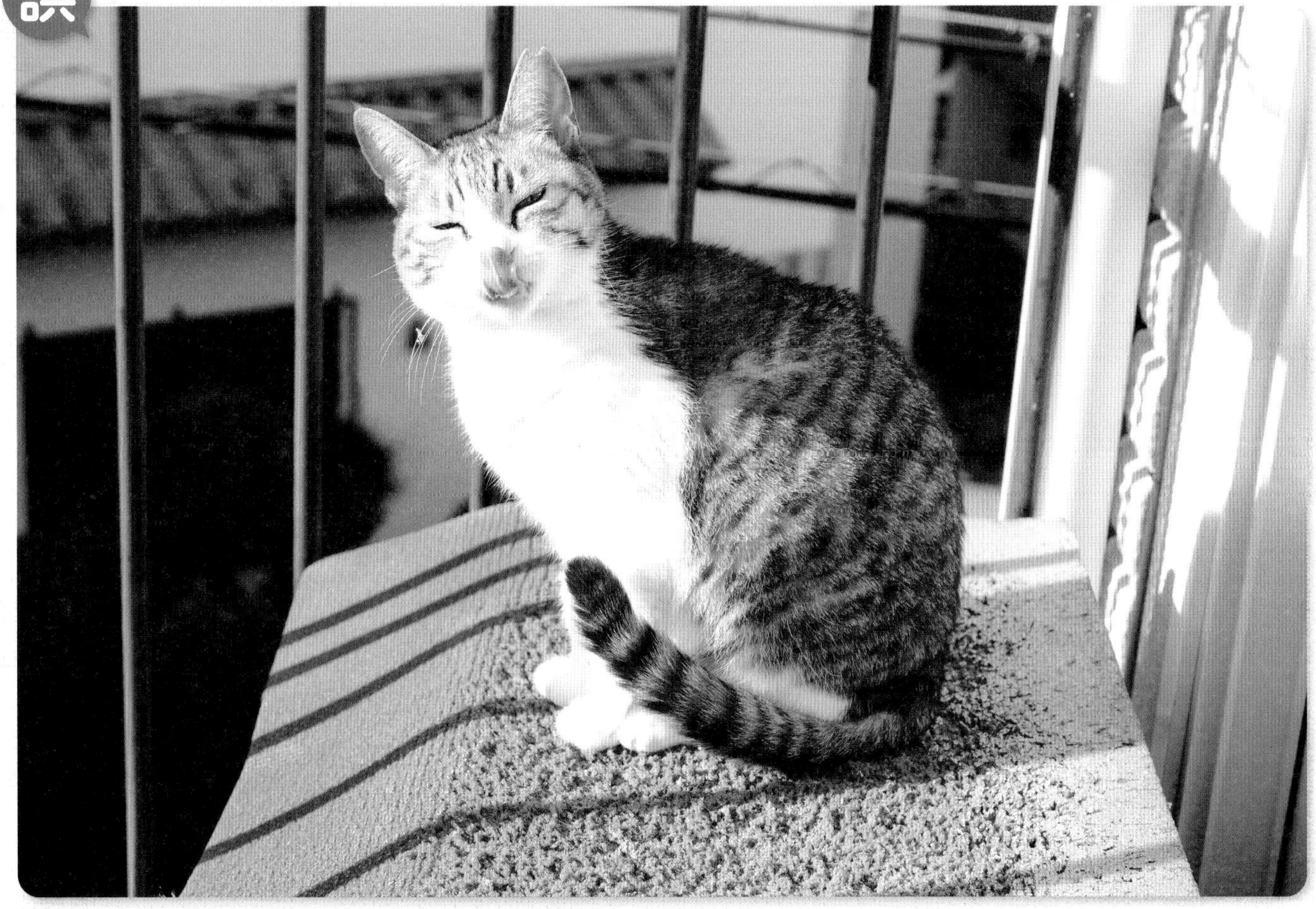

➡解答は68ページ

34 テーマパークねこ

ここがあの有名な
魔法学校か～

1分で見つけた数	個	
全部見つけるまでの時間	分	秒

正

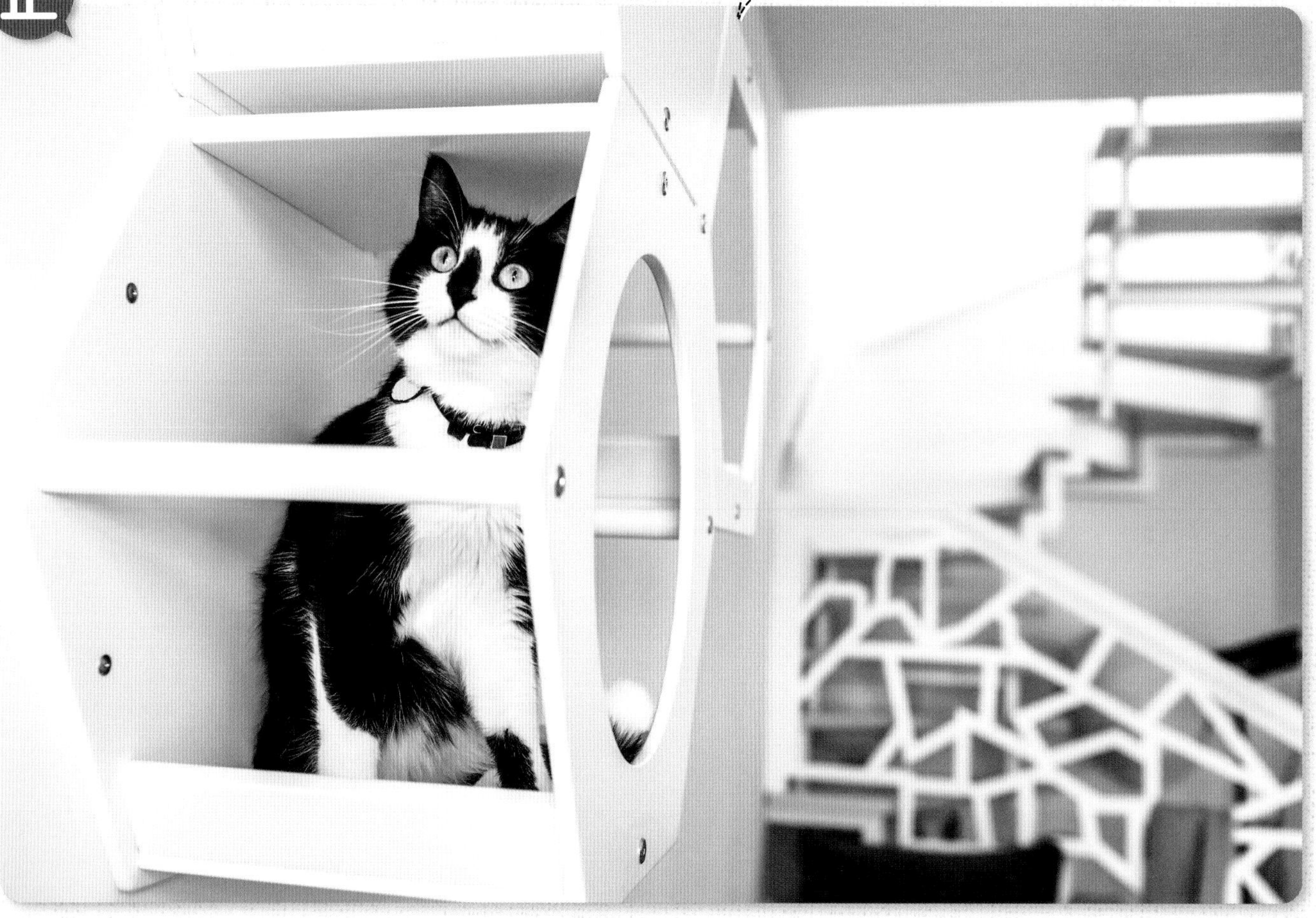

誤

まちがいは5つ。1分で探してにゃ。

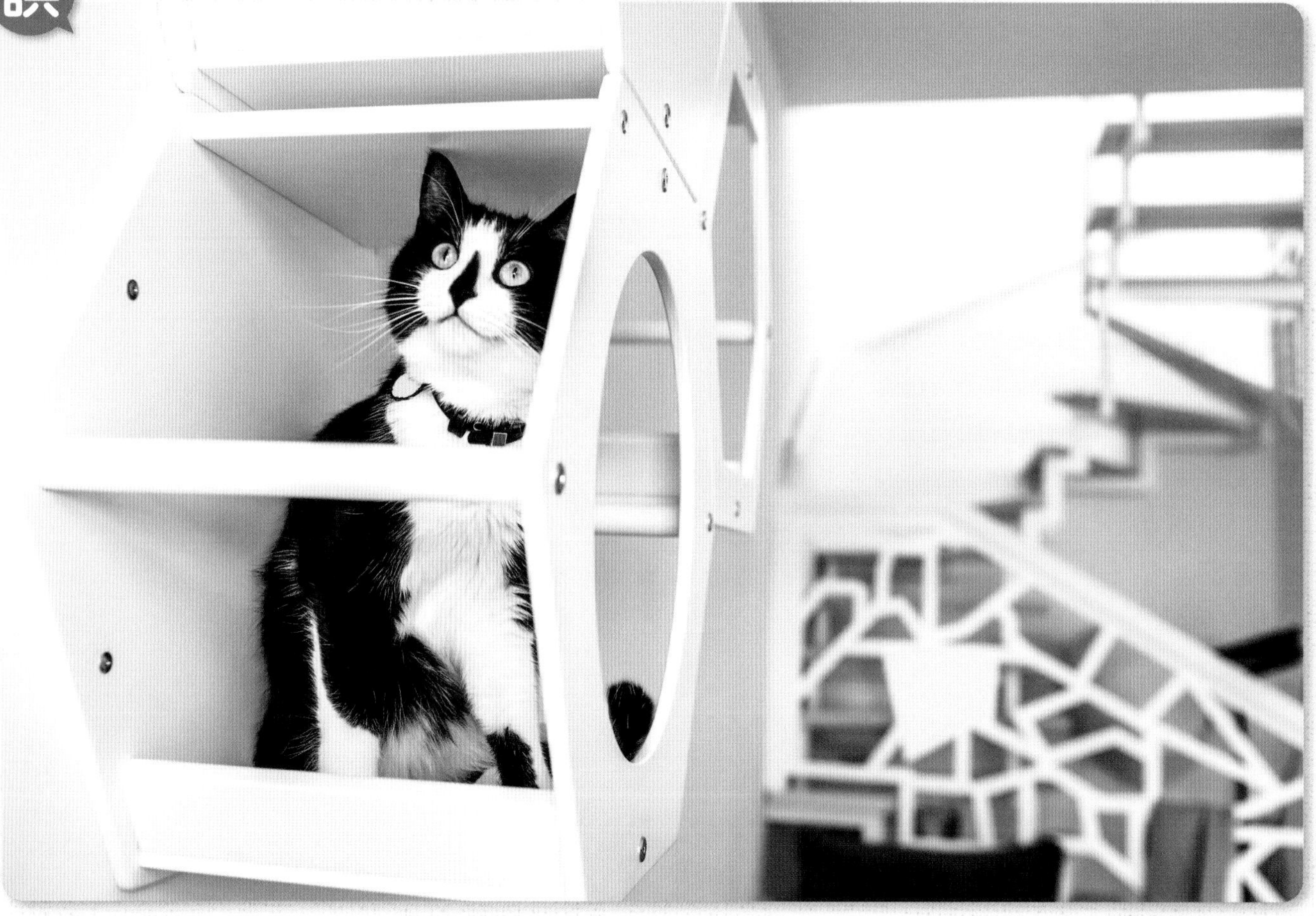

➡解答は68ページ

35 辛抱ねこ

石の上にも３年？
余裕だにゃ

1分で見つけた数	個
全部見つけるまでの時間	分　秒

正

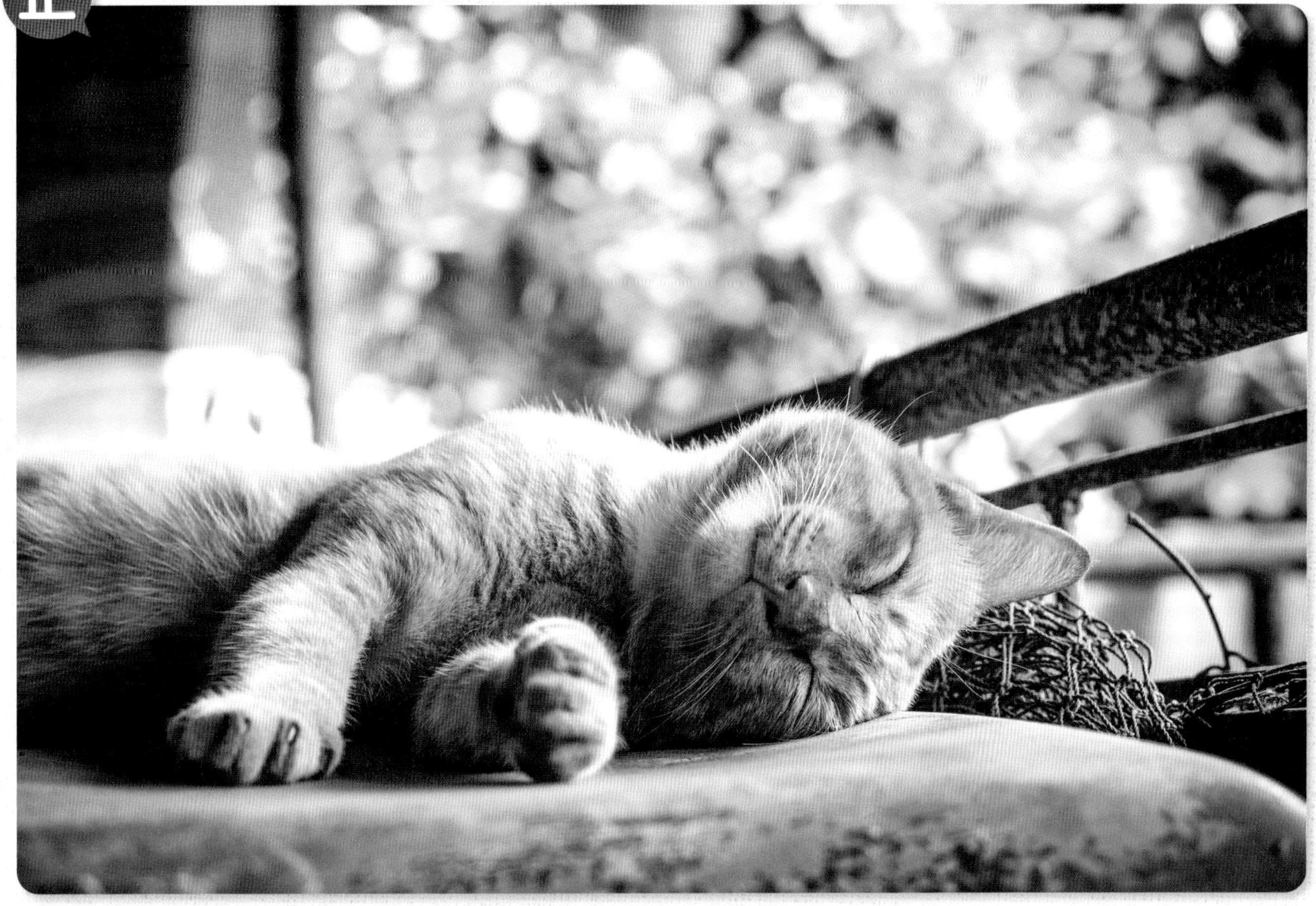

誤　まちがいは５つ。１分で探してにゃ。

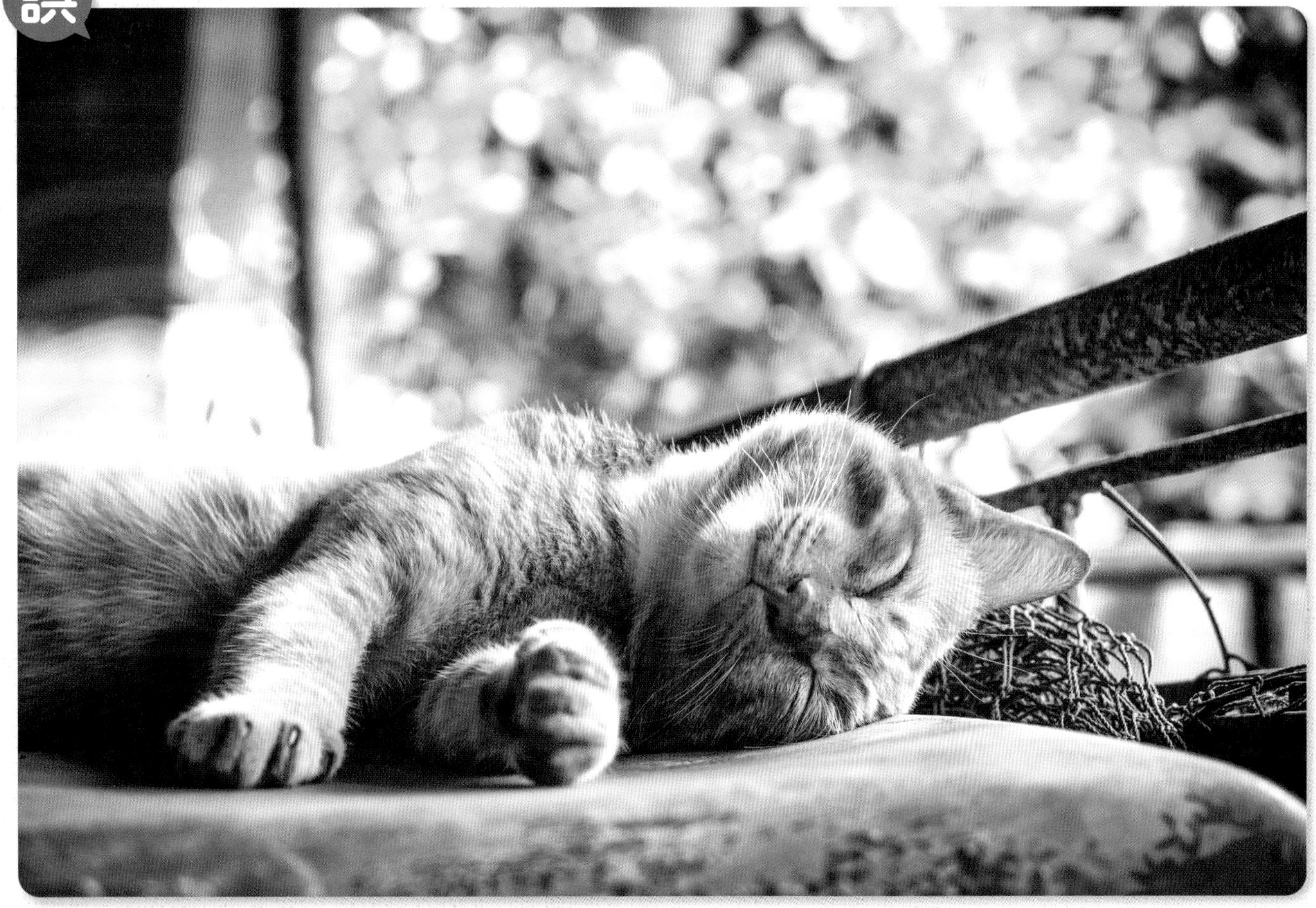

➡解答は68ページ

36 くまうさぎにゃんこ

さて、耳はいくつあるでしょう？

1分で見つけた数	個
全部見つけるまでの時間	分　秒

正

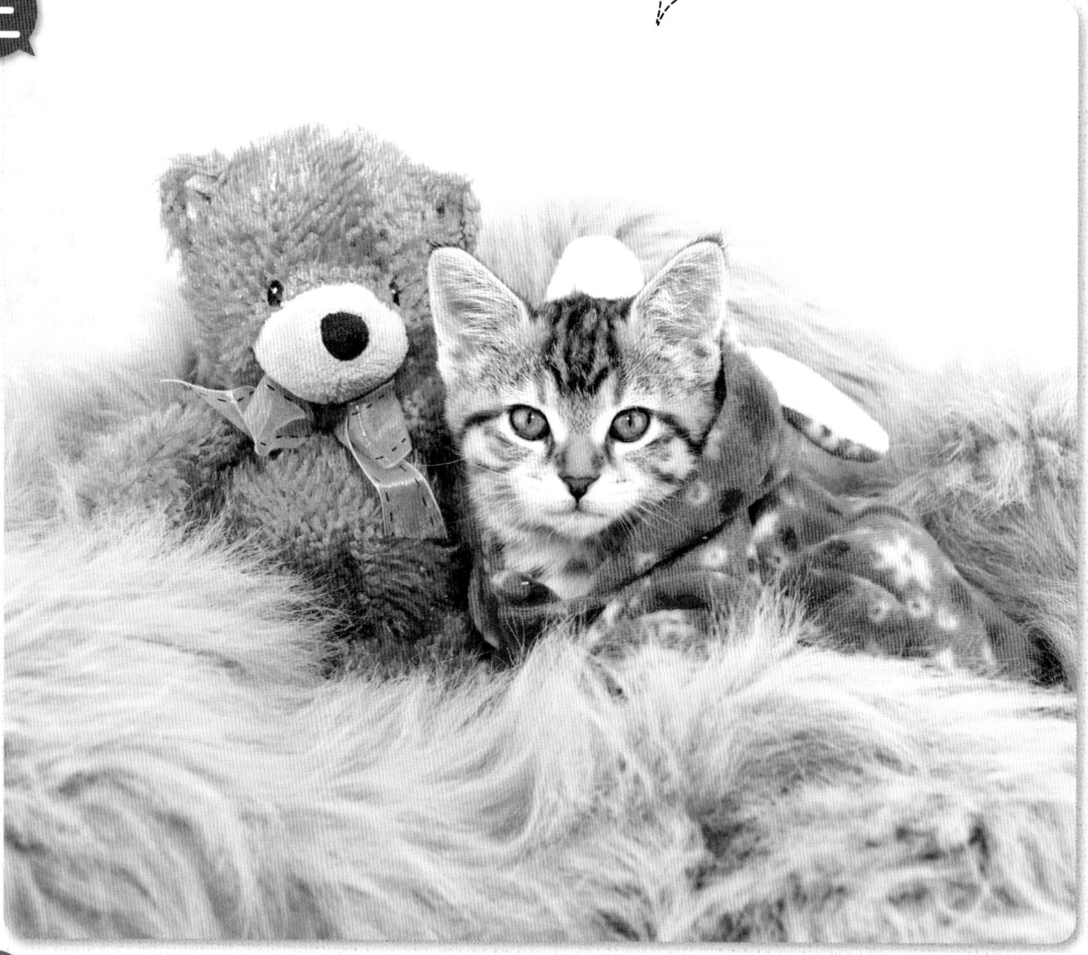

誤

まちがいは5つ。1分で探してにゃ。

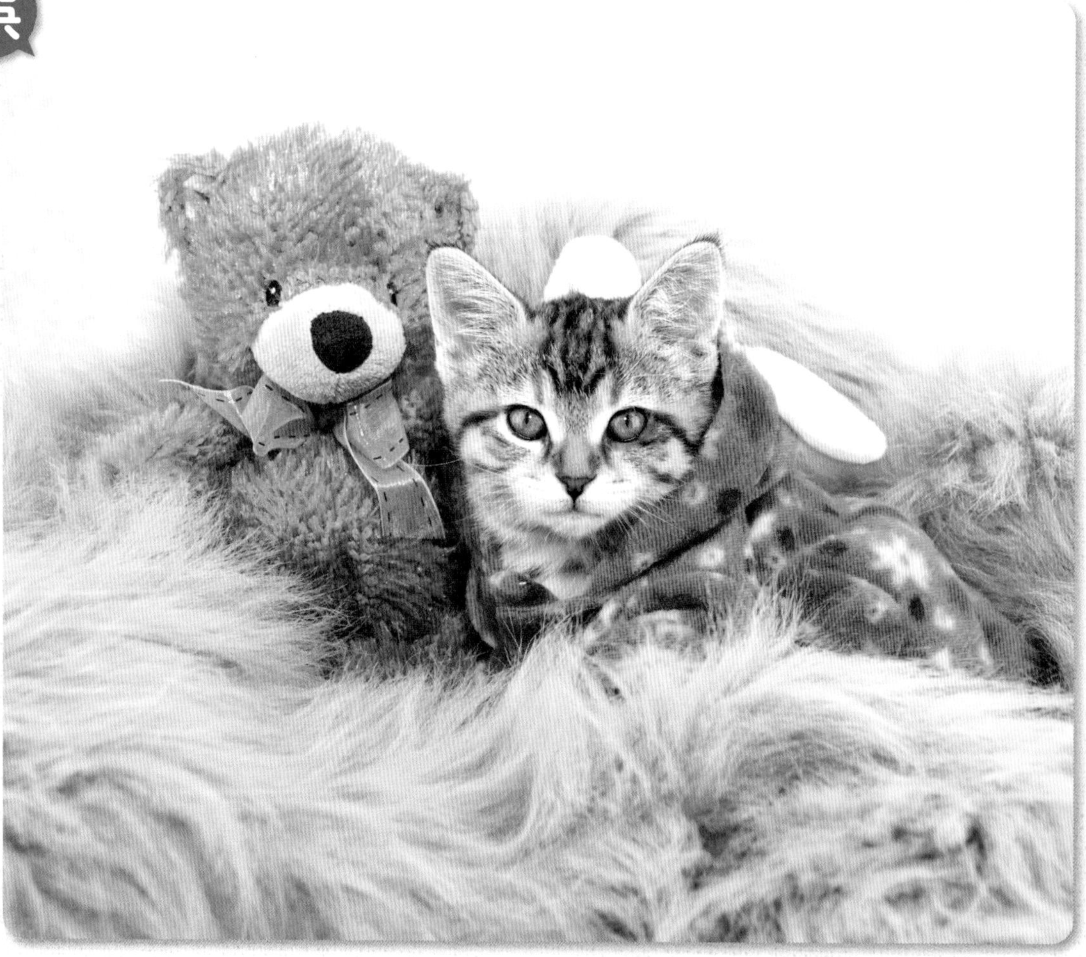

➡解答は68ページ

37 金しばりねこ

か、体が動かないわ。
金しばりかしら…

1分で見つけた数	個
全部見つけるまでの時間	分　秒

正

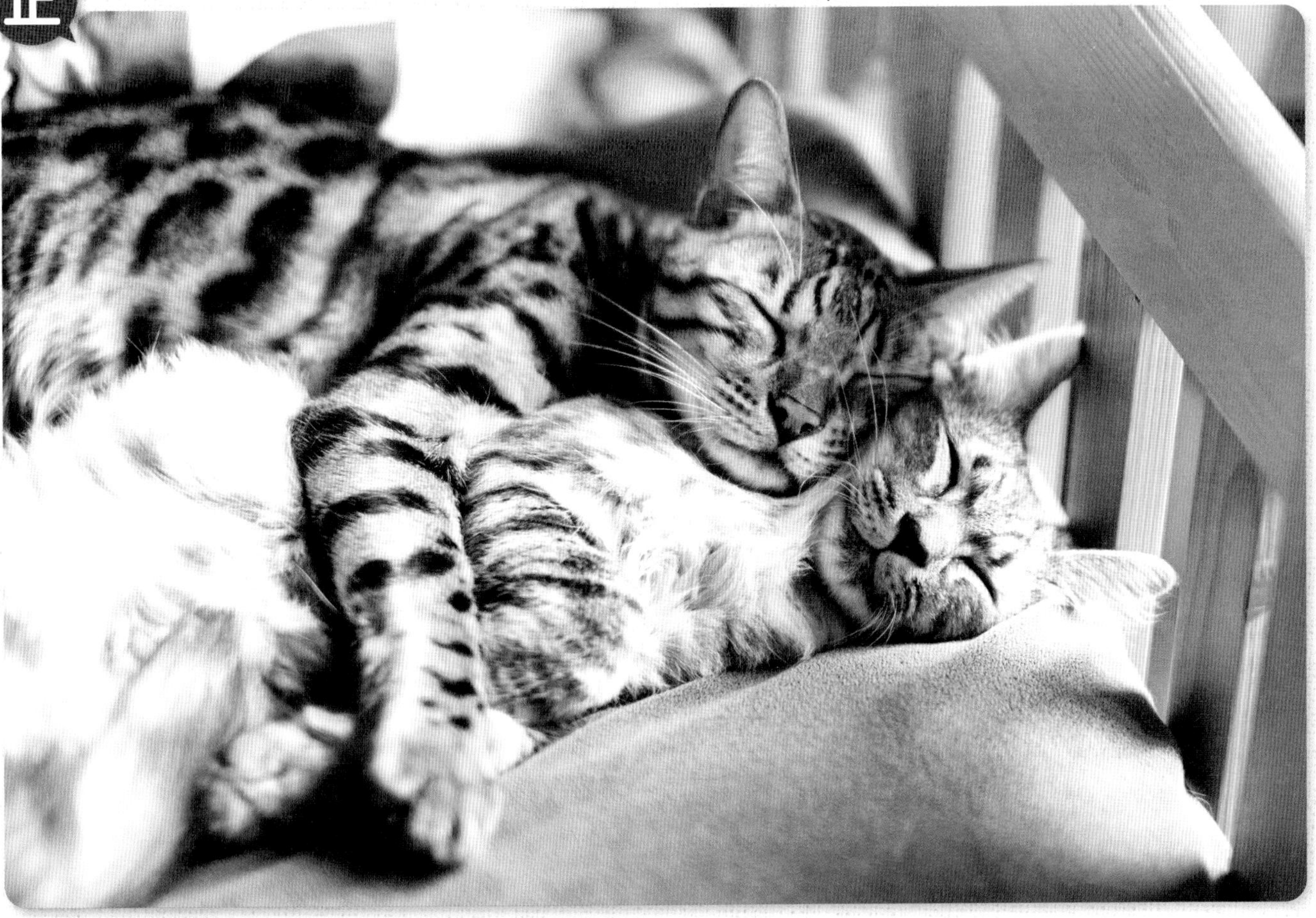

誤　まちがいは５つ。１分で探してにゃ。

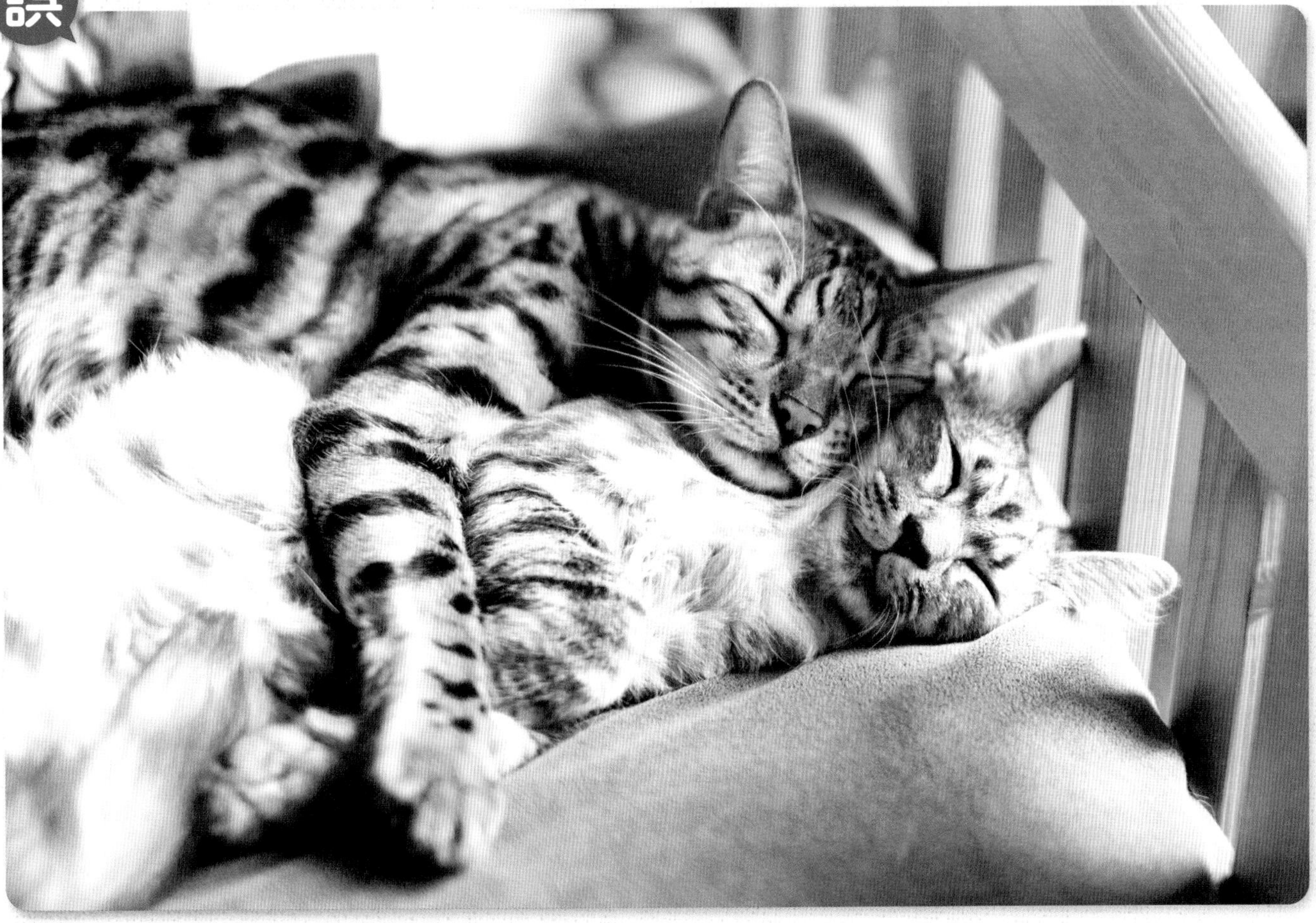

➡解答は68ページ

38 うっかりねこ

すいません、
昨日が集会日でした

1分で見つけた数	個
全部見つけるまでの時間	分　秒

正

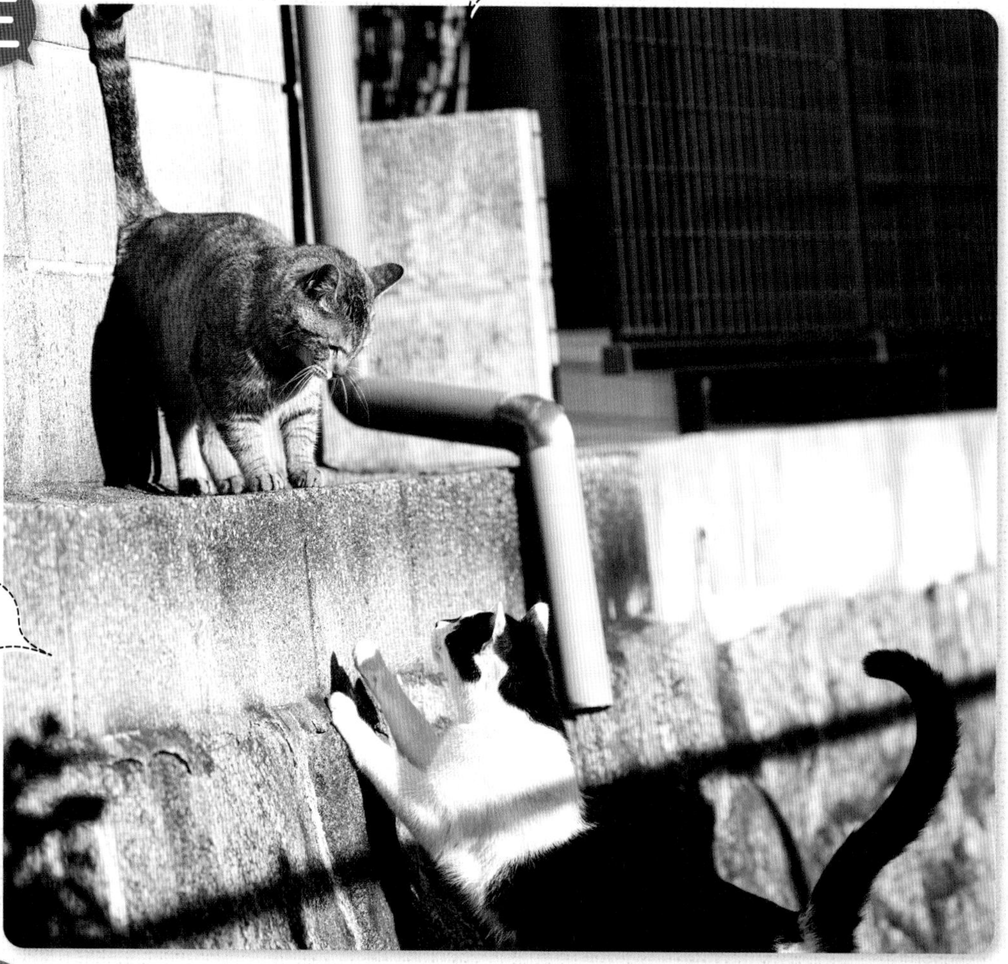

にゃにぃ!?

誤

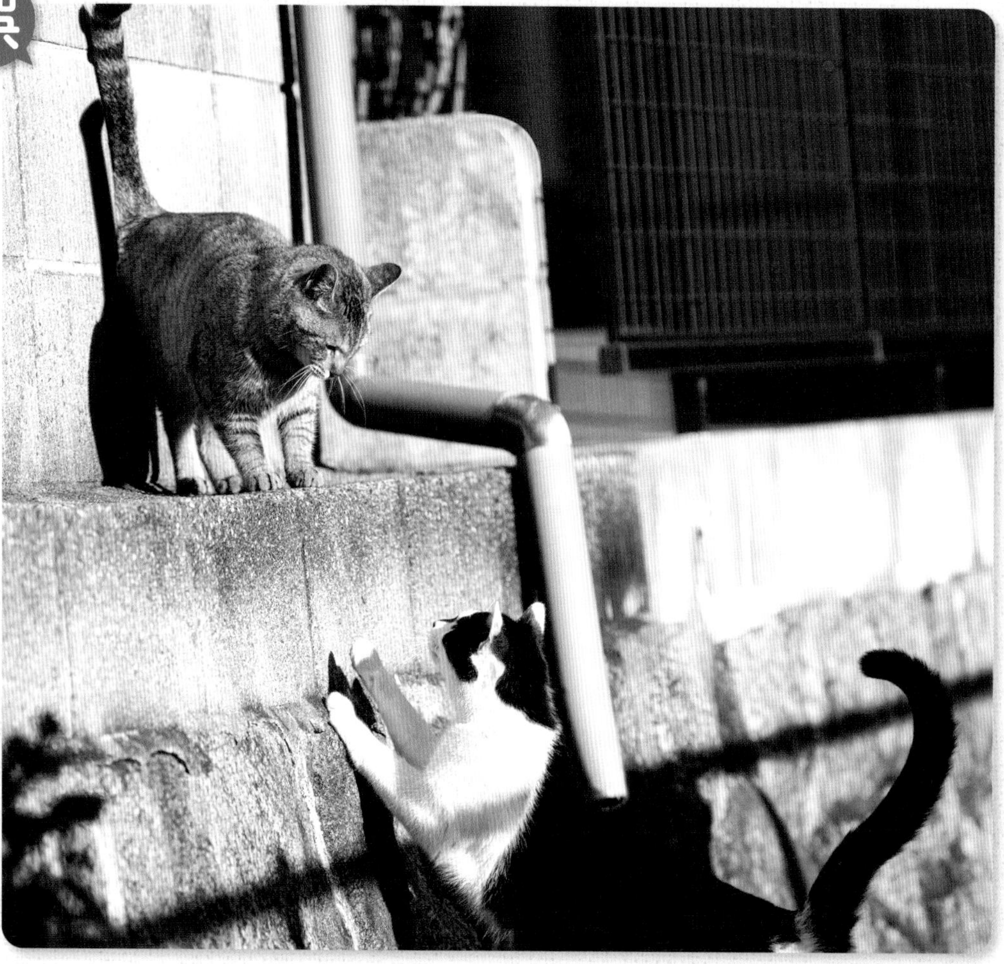

まちがいは5つ。1分で探してにゃ。

➡解答は68ページ

39 監督ねこ

編み物は難しい。
でもあきらめたら
そこでおしまいだよ

1分で見つけた数	個
全部見つけるまでの時間	分　秒

正

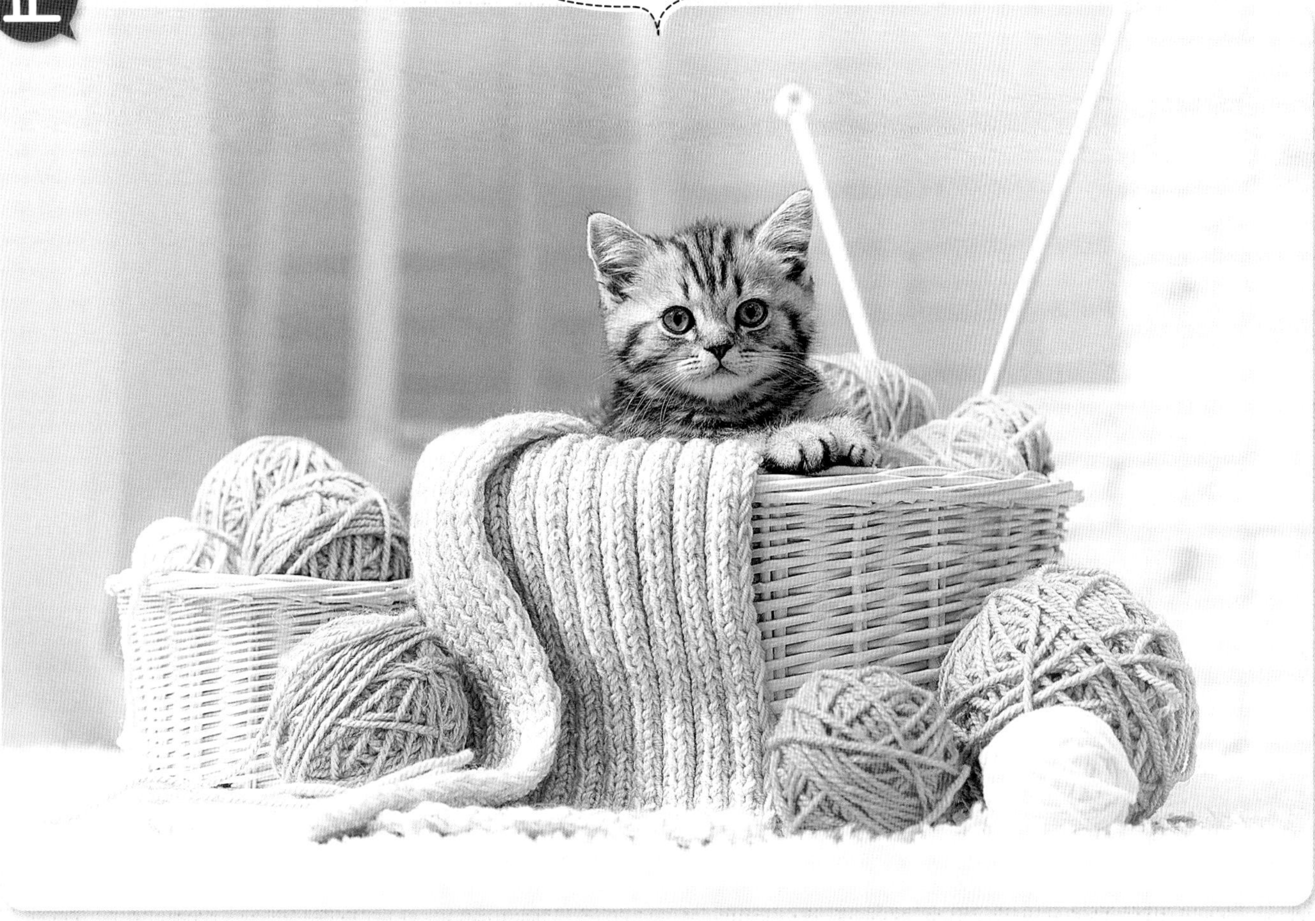

誤　まちがいは5つ。1分で探してにゃ。

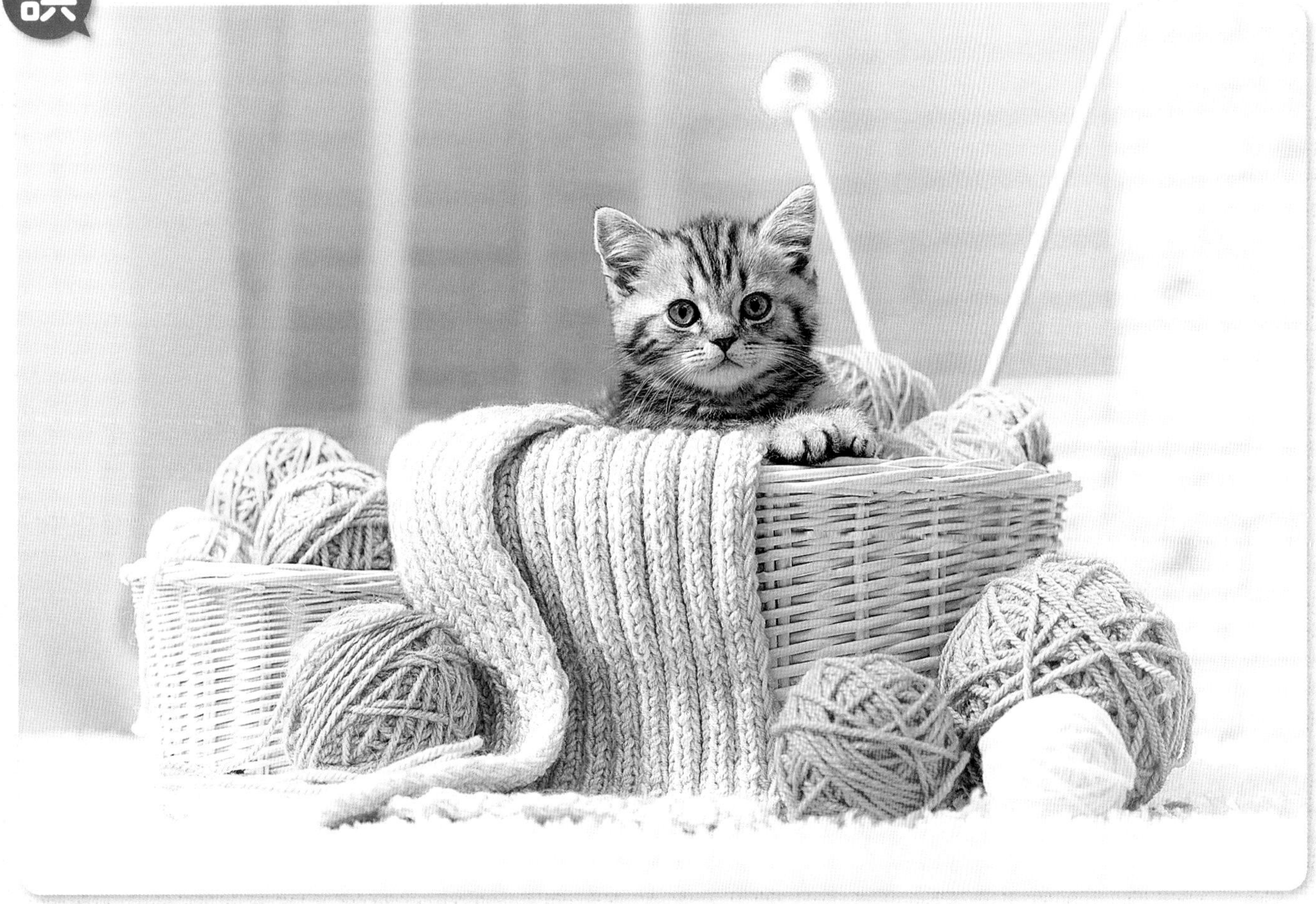

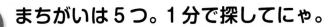

➡解答は69ページ

40 怒りねこ

もうっ！
勝手にウエスト
測らないでにゃっ！

1分で見つけた数	個
全部見つけるまでの時間	分　秒

正

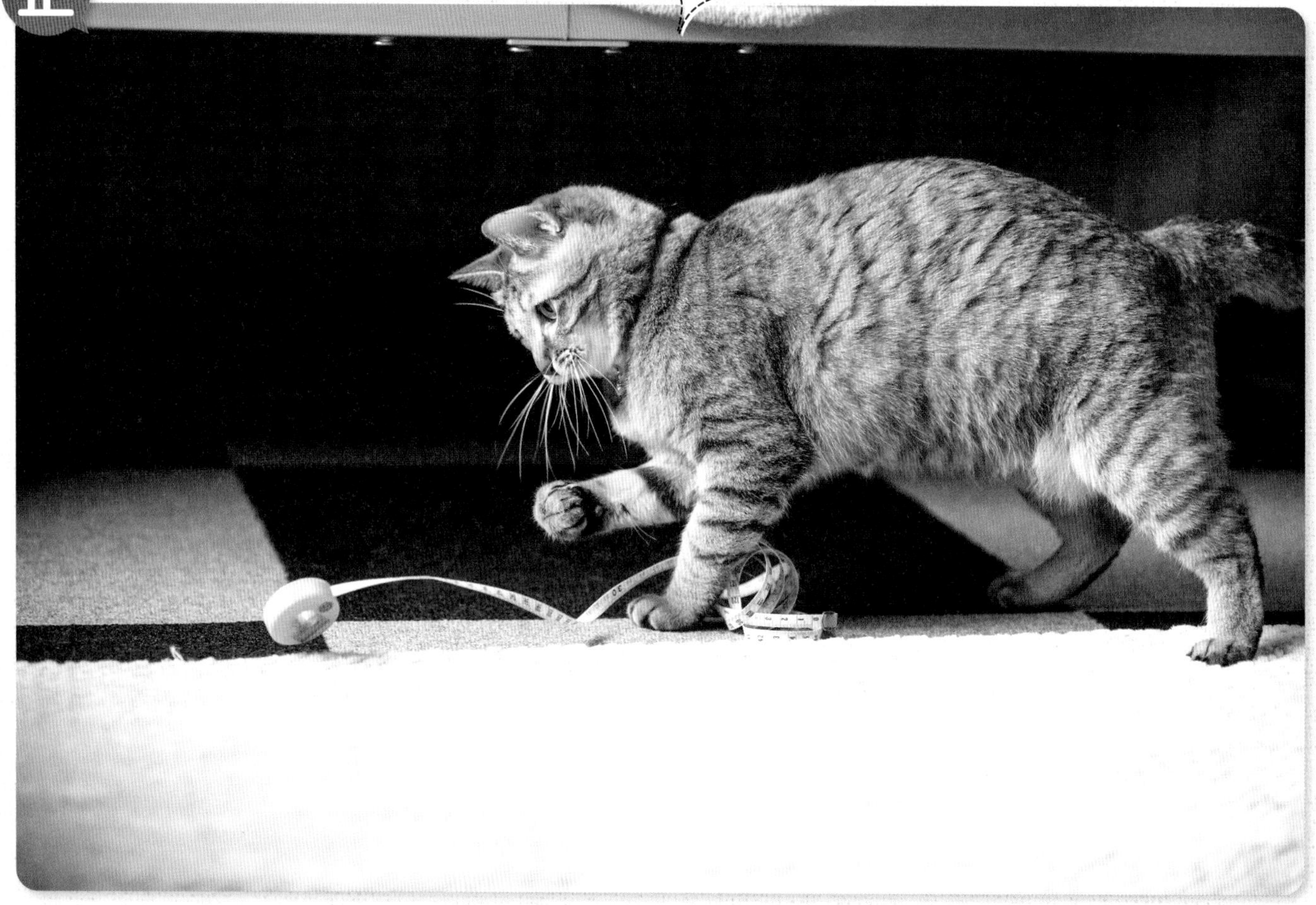

誤　まちがいは５つ。１分で探してにゃ。

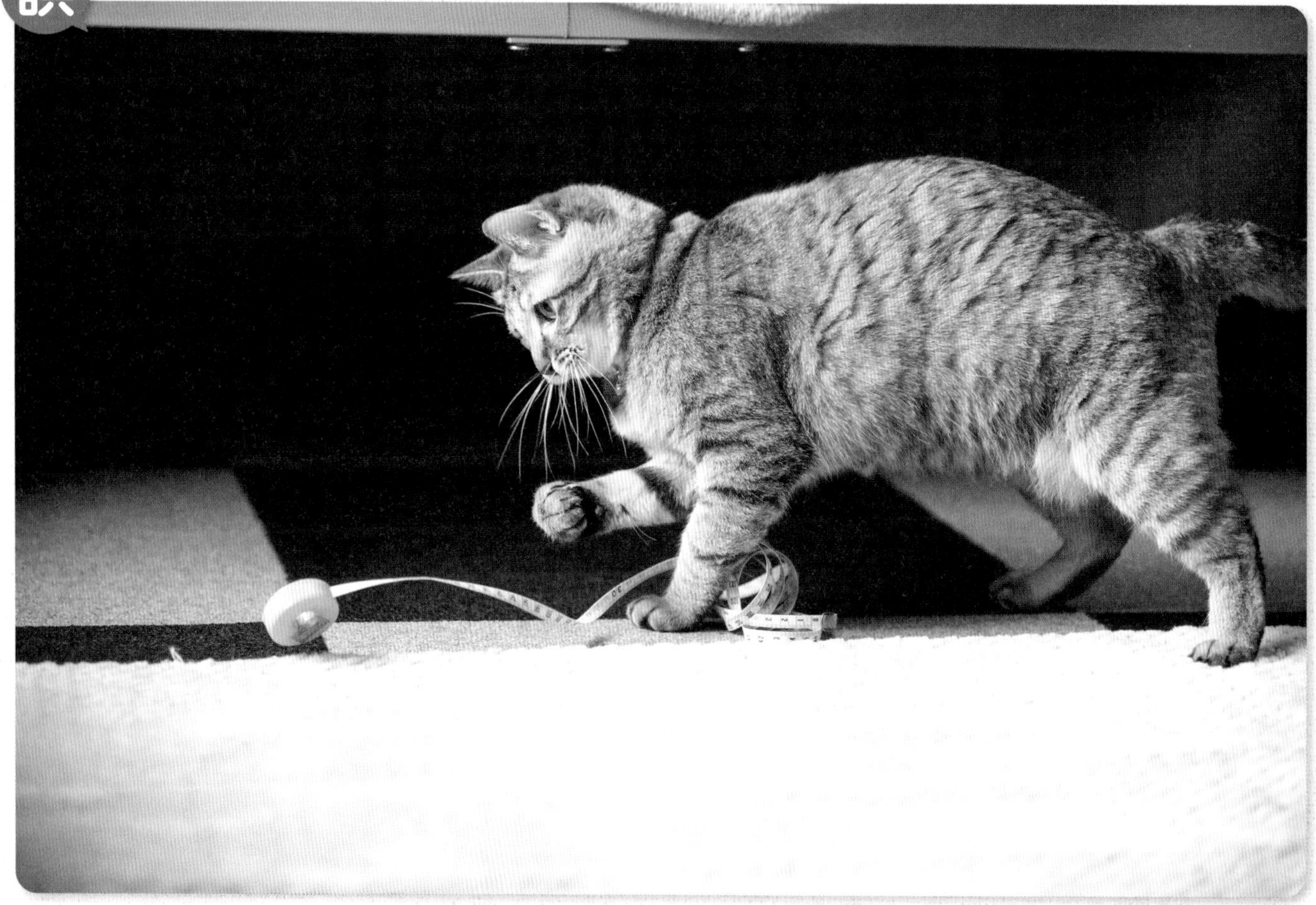

➡解答は69ページ

41 お知らせねこ

1分で見つけた数	個
全部見つけるまでの時間	分　秒

正

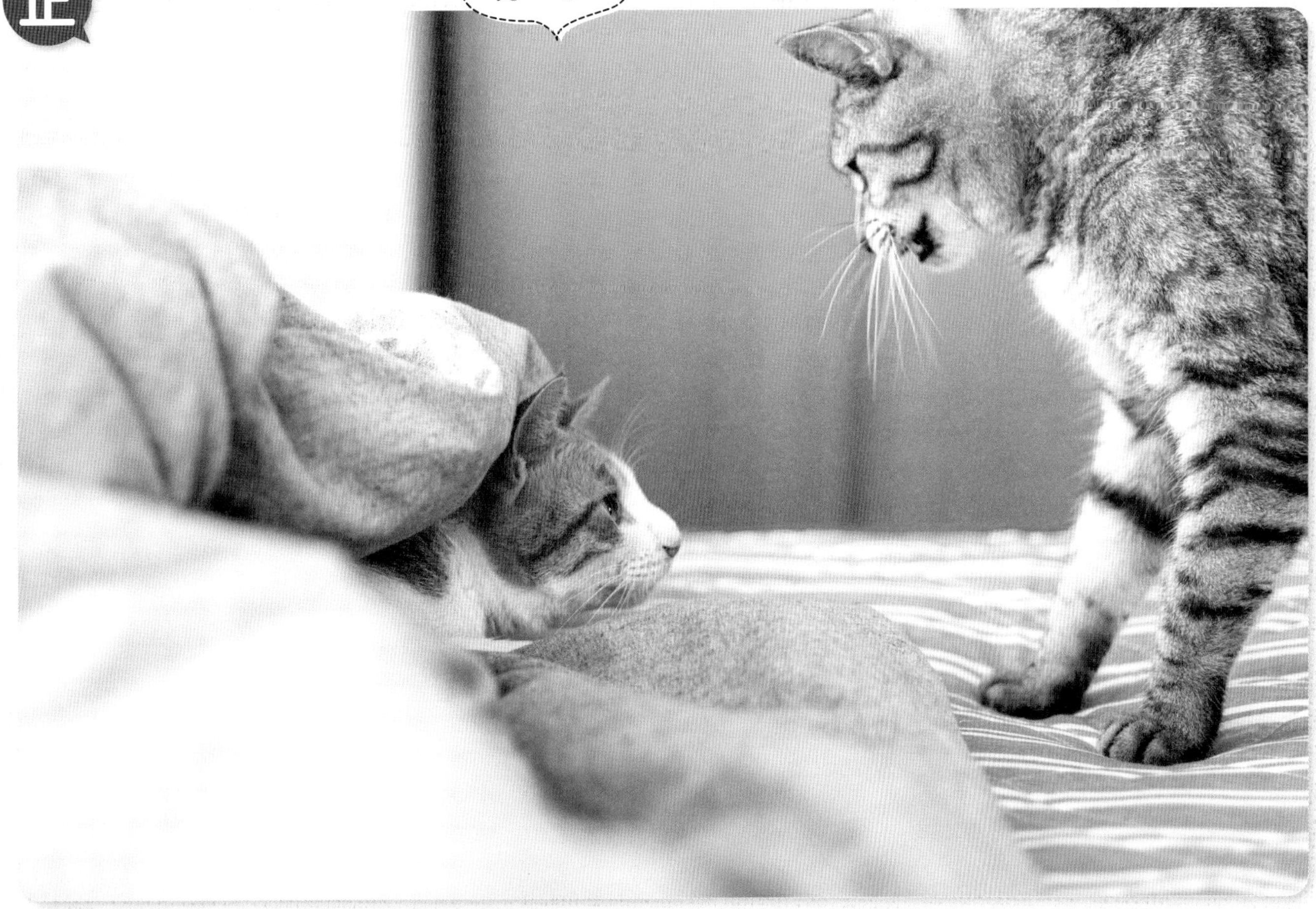

誤　まちがいは5つ。1分で探してにゃ。

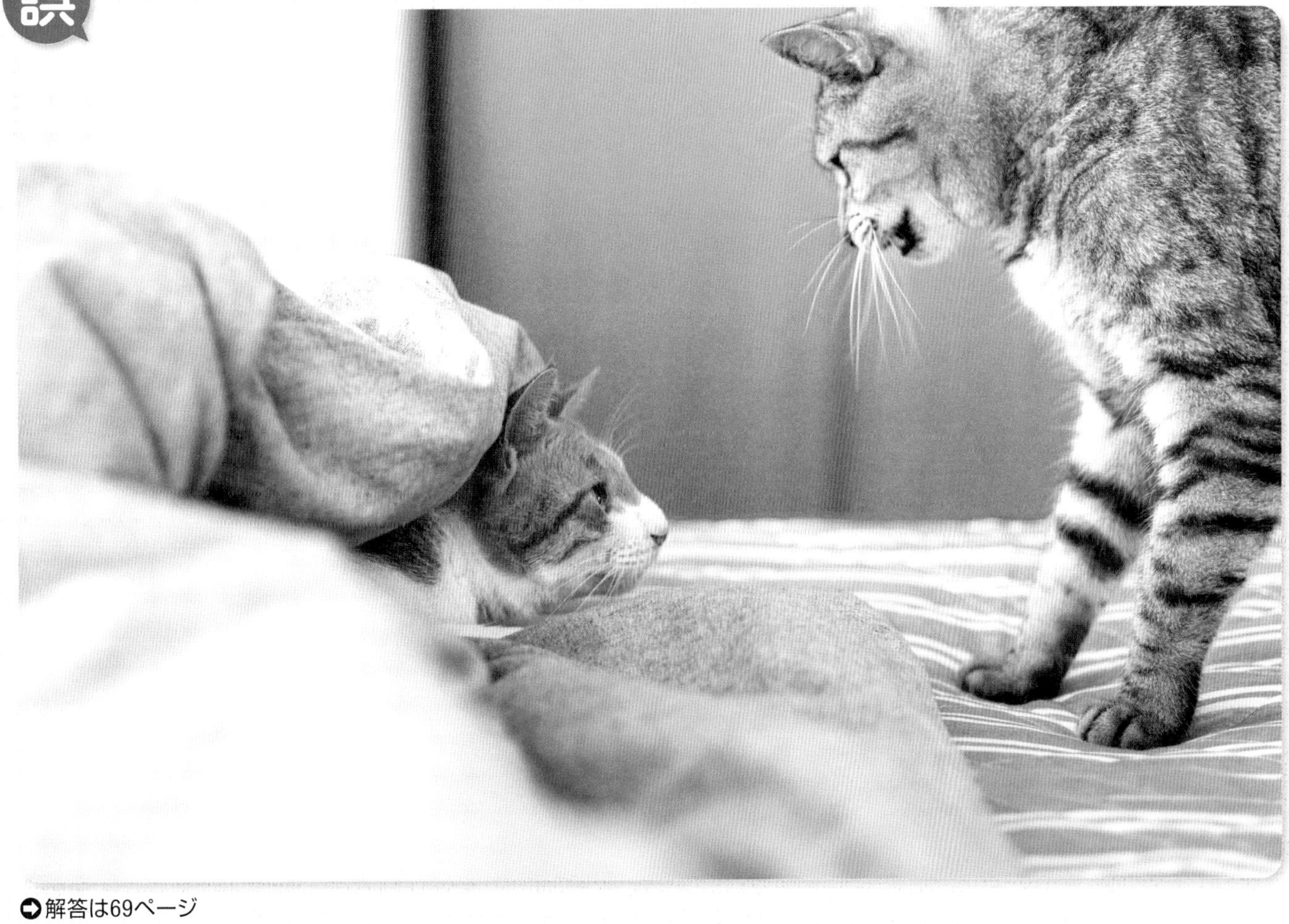

➡解答は69ページ

42 推理ねこ

同じ仲間を
探せってクイズね。
了解

1分で見つけた数	個
全部見つけるまでの時間	分　秒

正

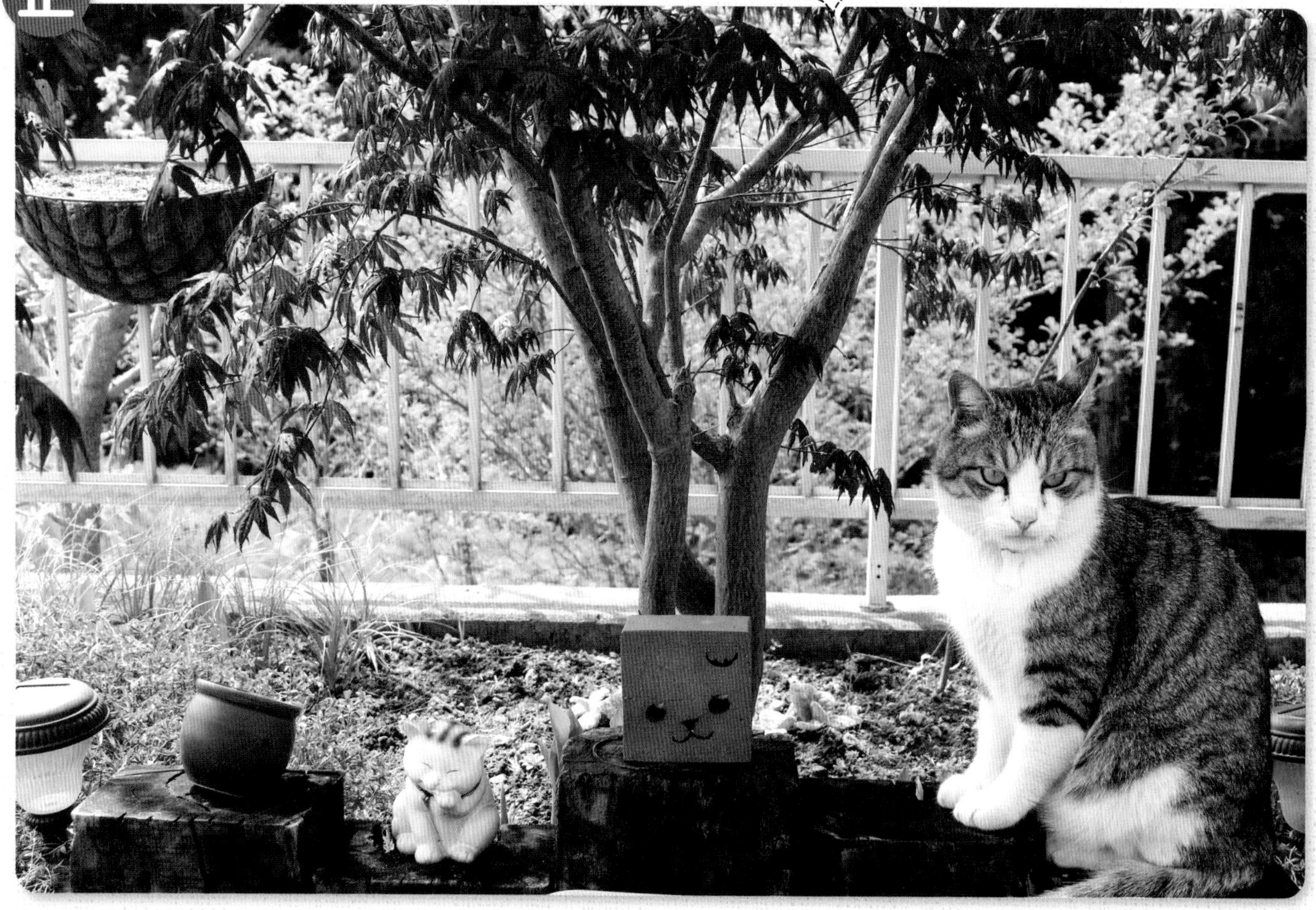

誤　まちがいは５つ。１分で探してにゃ。

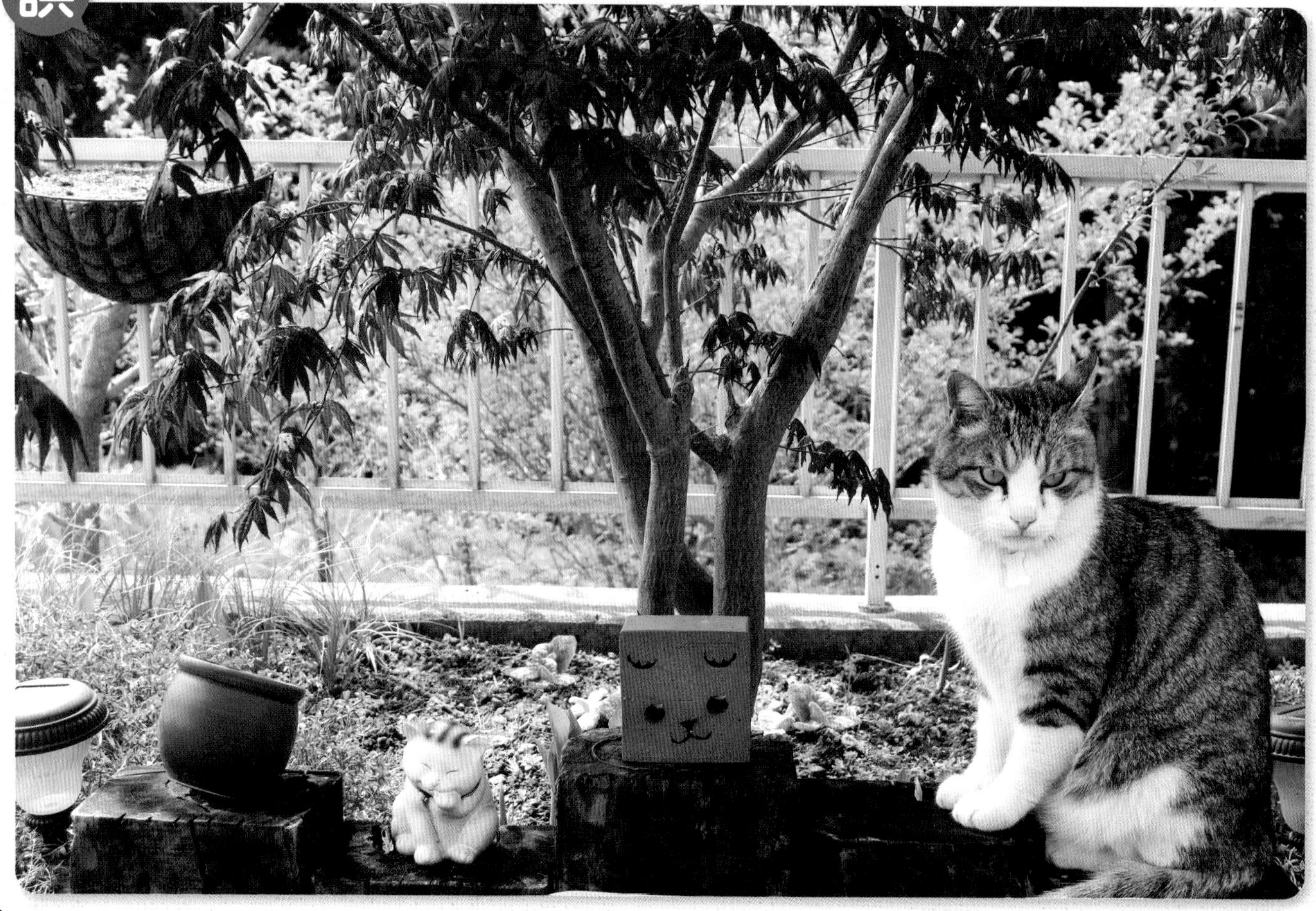

➡解答は69ページ

43 外出ねこ

あ、散歩じゃなくて
旅行だったんですね。
勘違いしてました

1分で見つけた数	個
全部見つけるまでの時間	分　秒

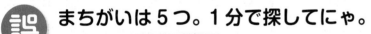

正

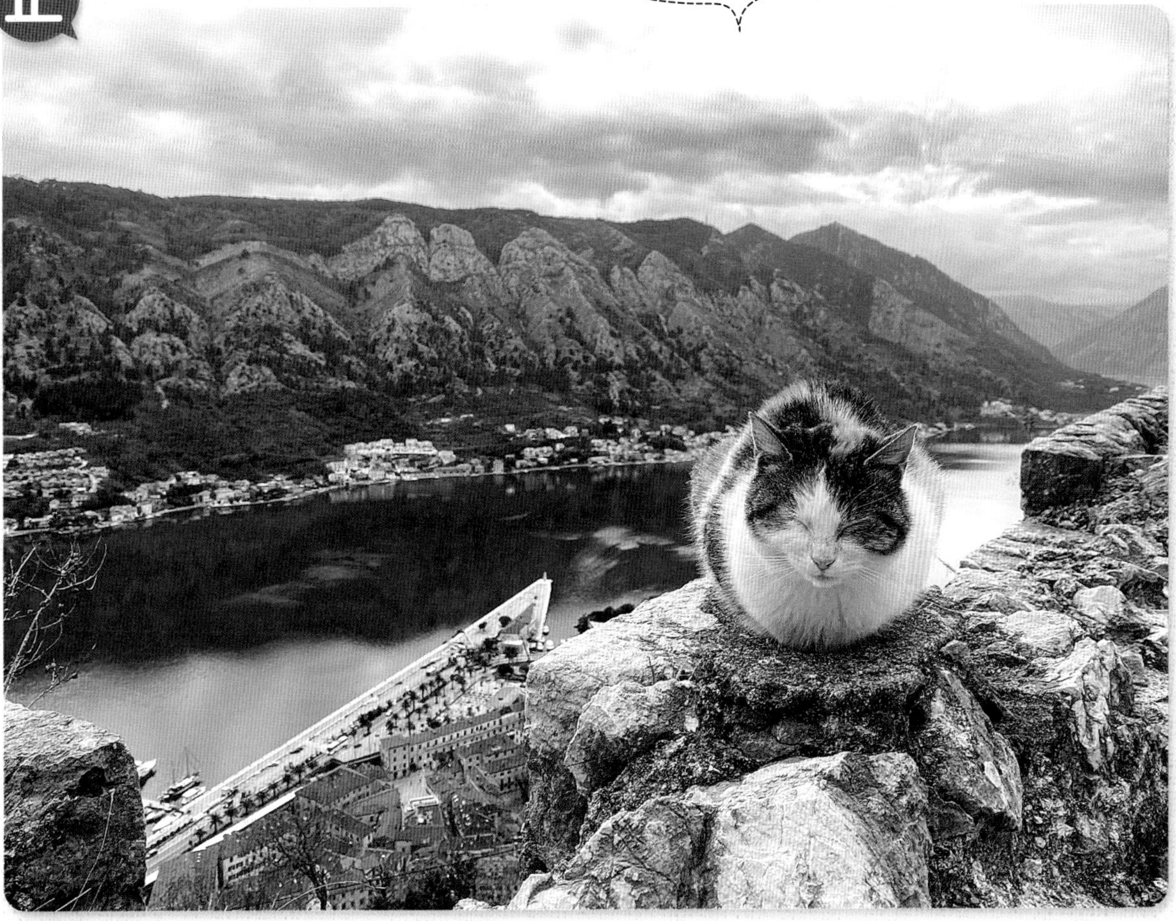

誤

まちがいは5つ。1分で探してにゃ。

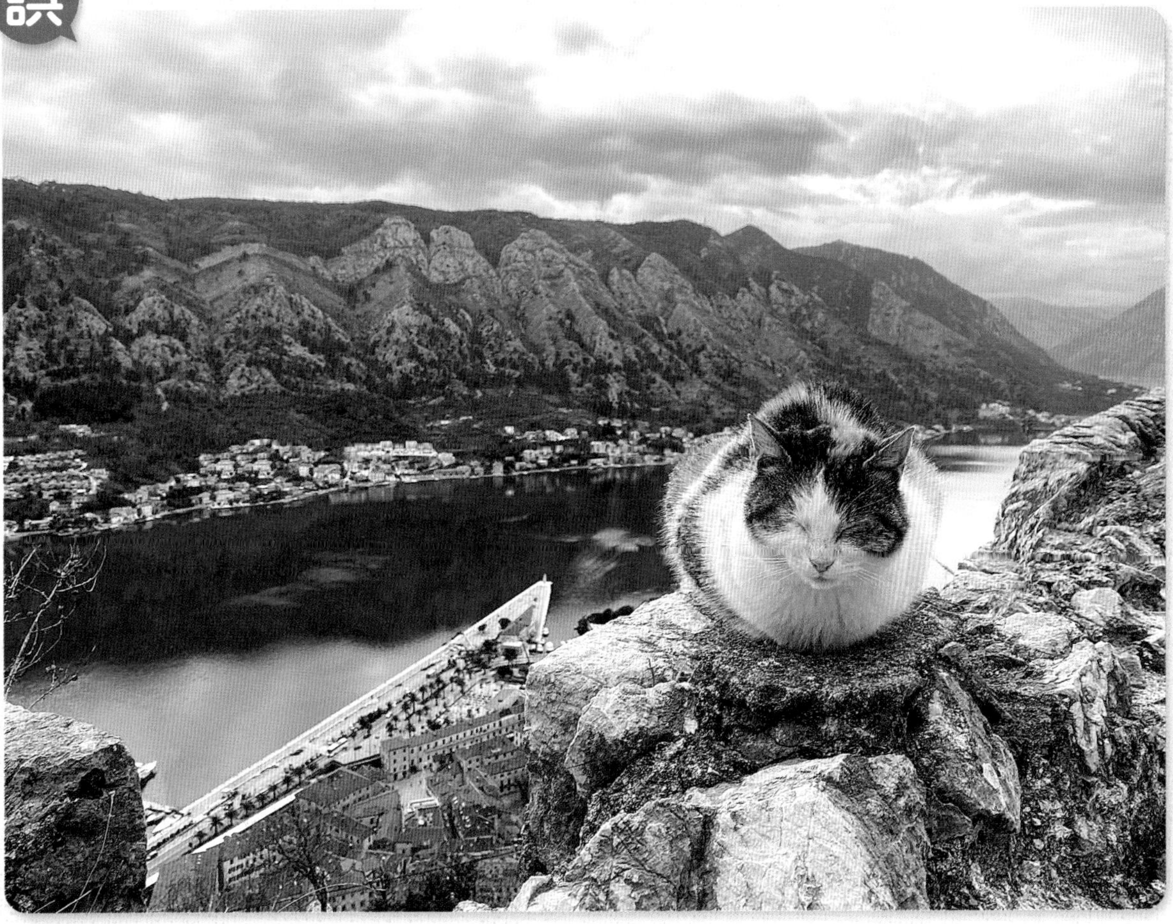

➡解答は69ページ

44 勘のいいねこ

この足音はセールスだわ。
最近多いのよねぇ

1分で見つけた数	個
全部見つけるまでの時間	分　秒

正

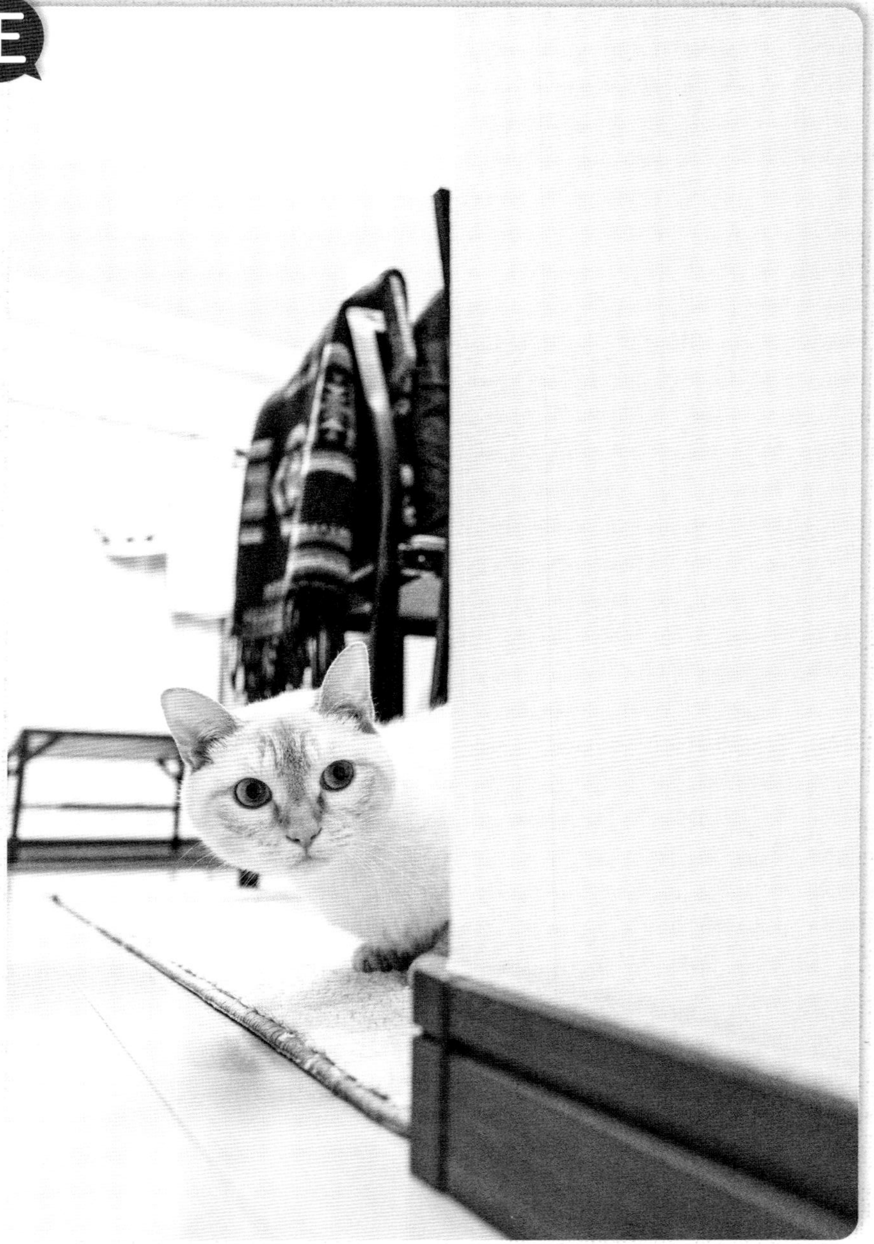

誤

まちがいは5つ。1分で探してにゃ。

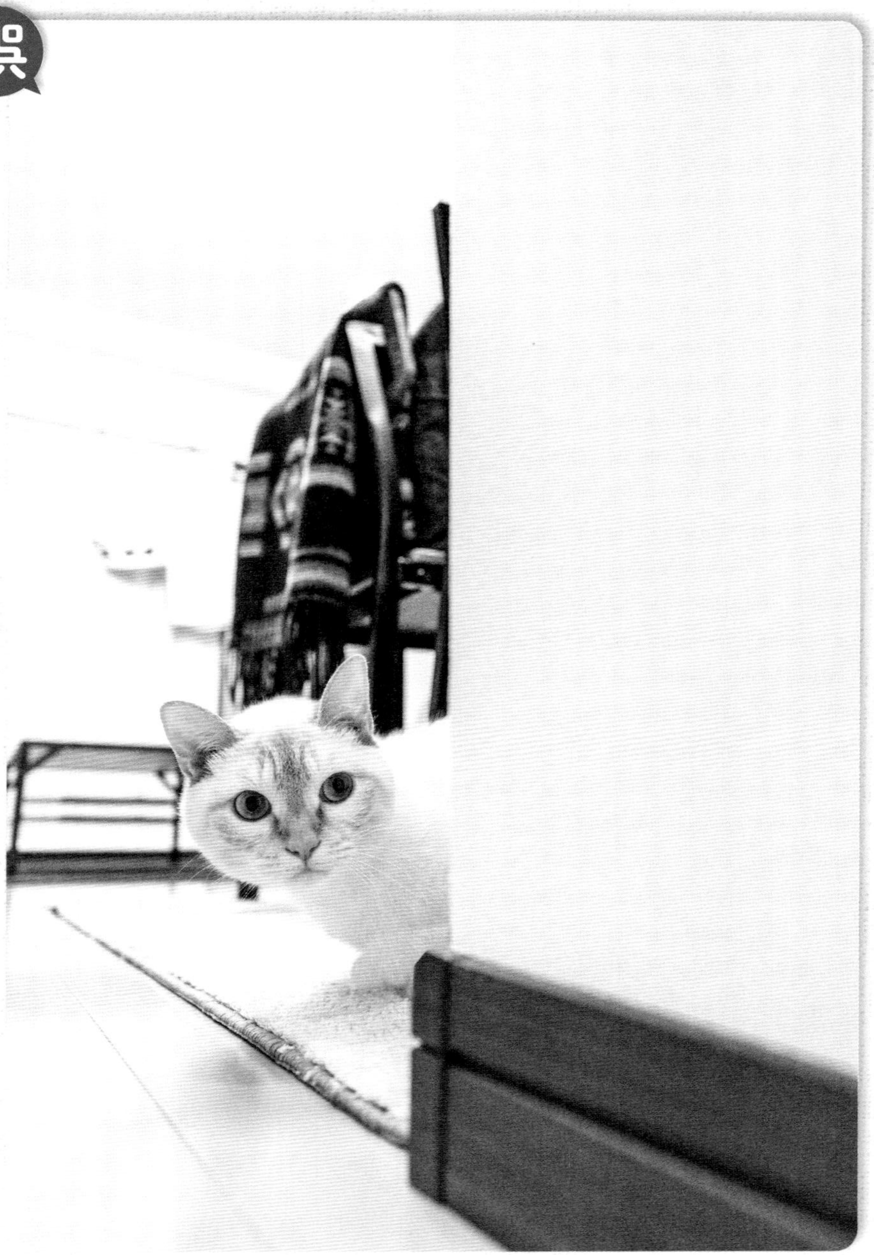

➡解答は69ページ

45 順番待ちねこ

1分で見つけた数	個
全部見つけるまでの時間	分　秒

正

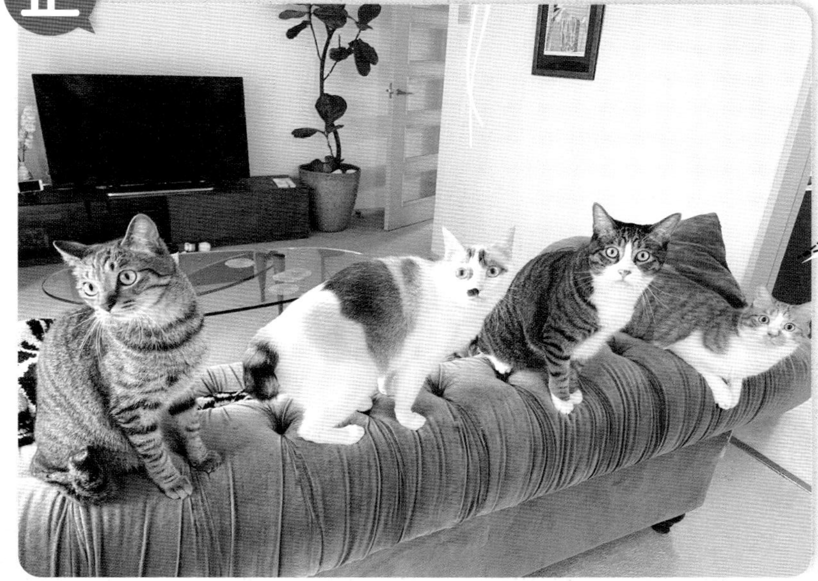

うそっ！
そっちが
先頭？

誤　まちがいは５つ。１分で探してにゃ。

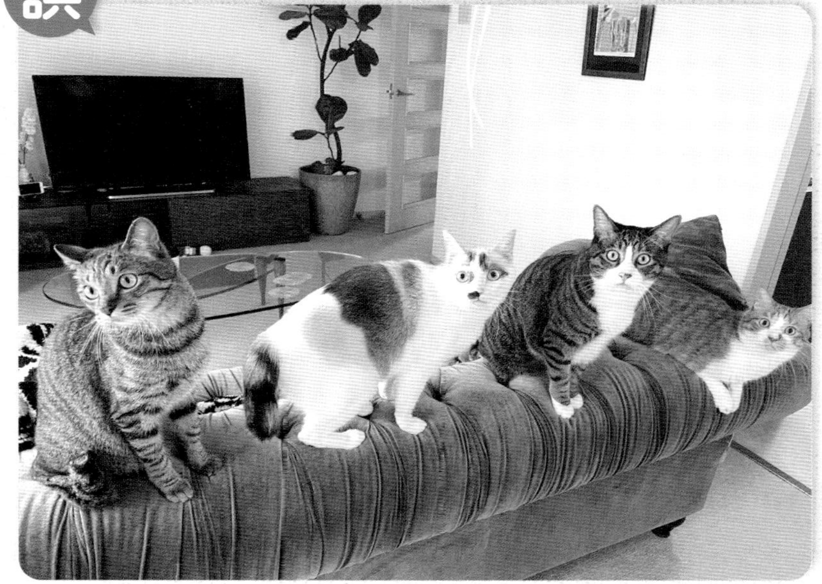

➡解答は69ページ

東京都／本橋恵美さんちのセリちゃん、ナズナちゃん、ゴギョウちゃん、ホトちゃん（左から順）

46 お悩みねこ

1分で見つけた数	個
全部見つけるまでの時間	分　秒

正

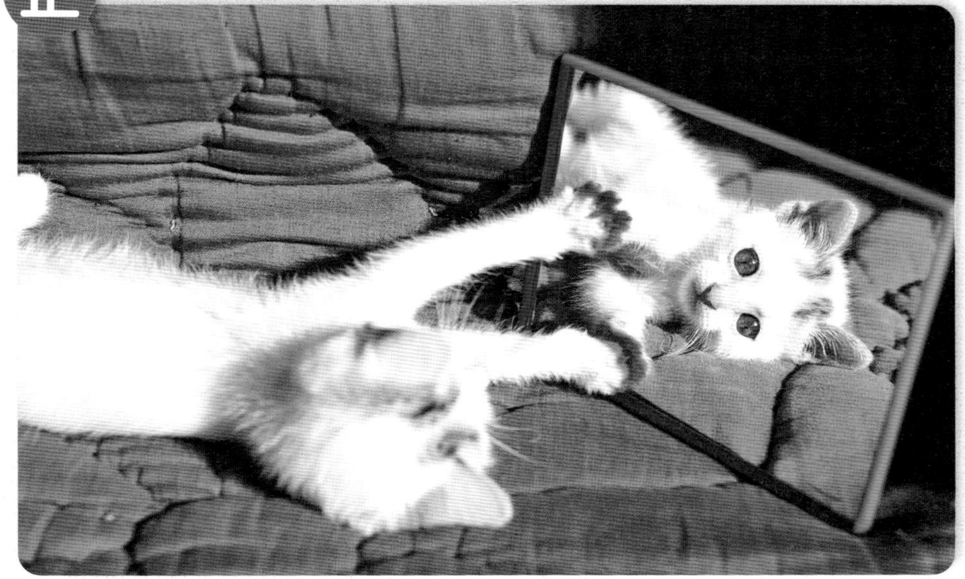

泣いてても
始まらない。
元気出そ

誤　まちがいは５つ。１分で探してにゃ。

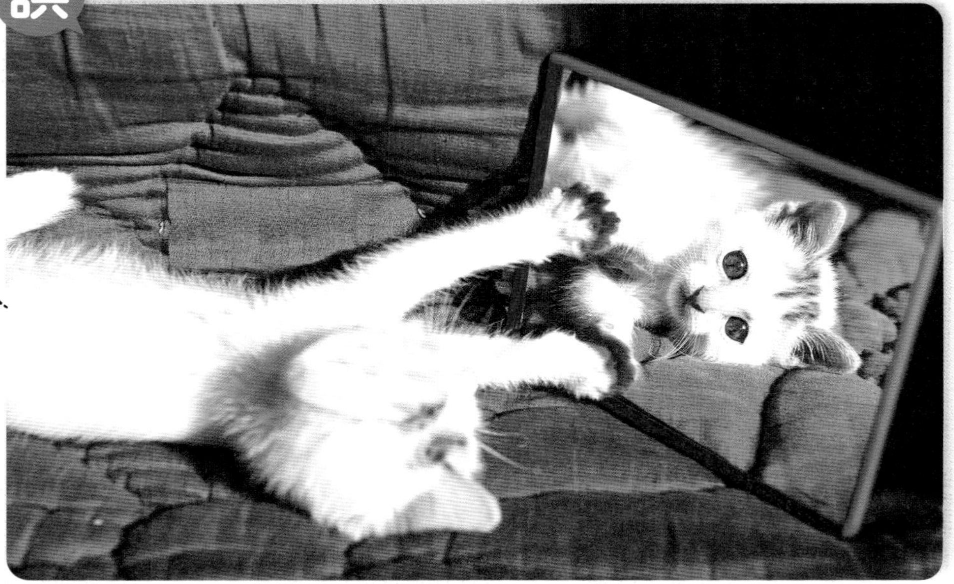

➡解答は69ページ

47 柔道ねこ

うす！自分の得意技は、
たたみスリスリっす

1分で見つけた数	個
全部見つけるまでの時間	分　秒

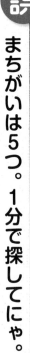

正

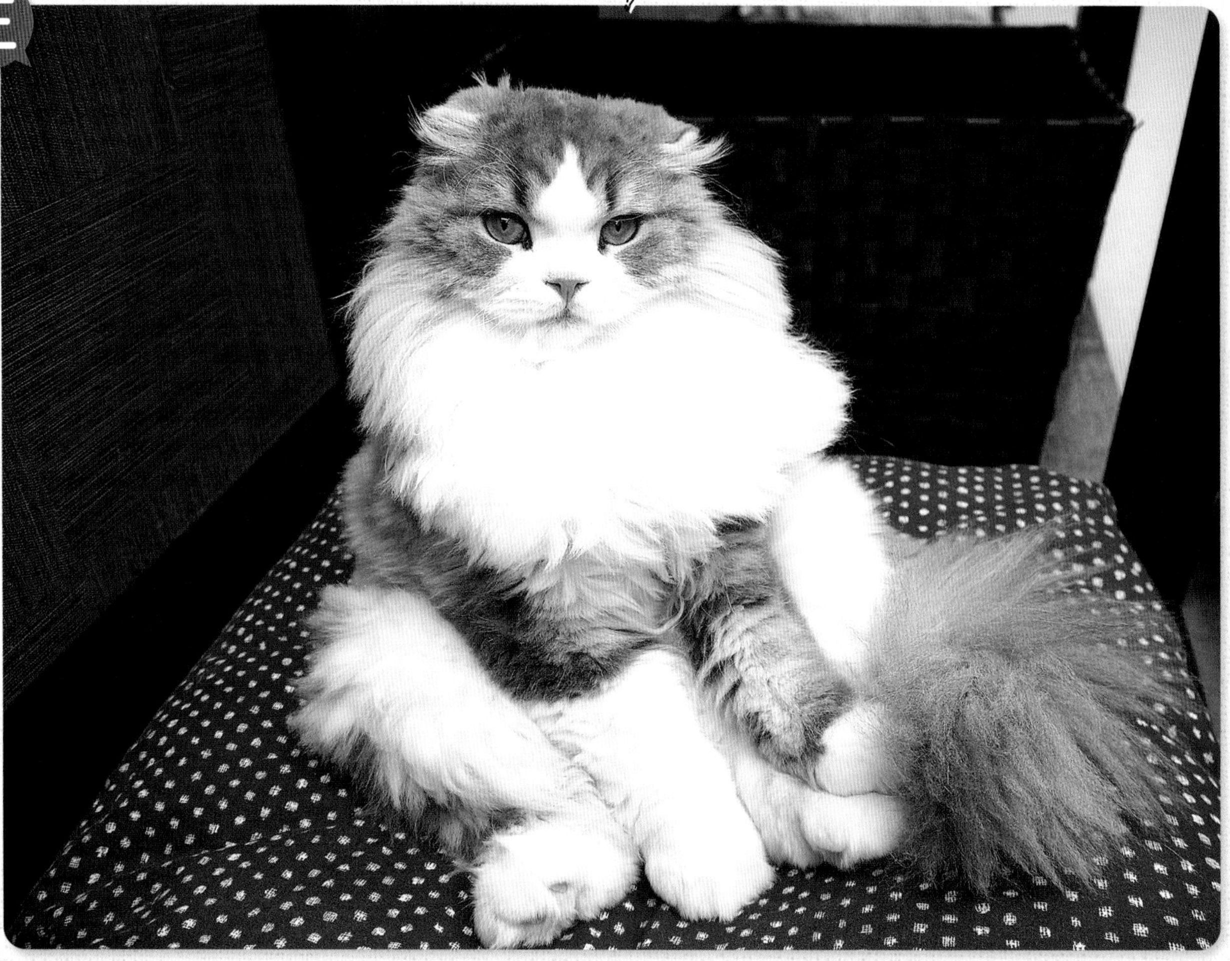

誤

まちがいは5つ。1分で探してにゃ。

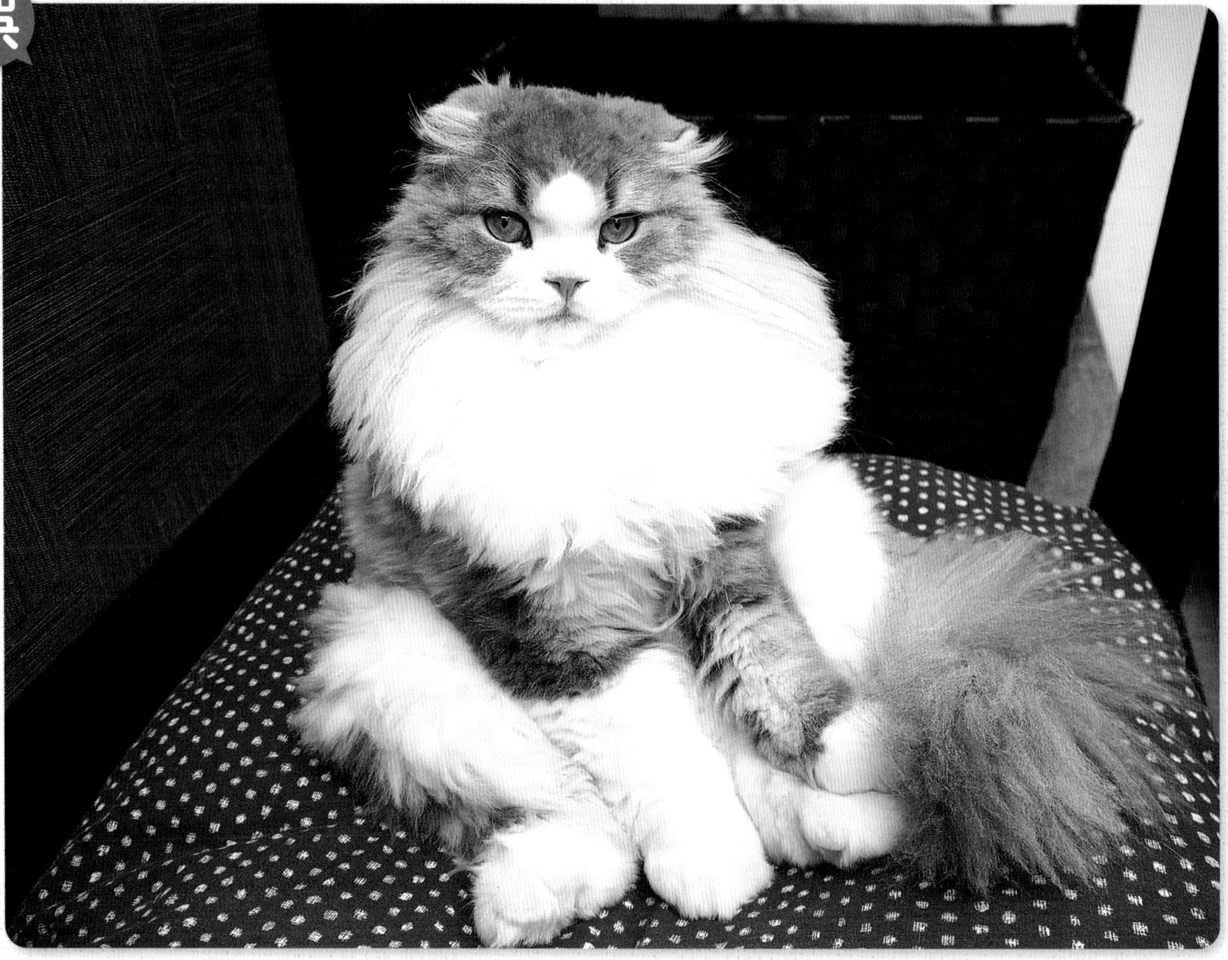

➡解答は70ページ

48 食いしん坊ねこ

むにゃむにゃ。
でっかい
カツオブシだ〜

1分で見つけた数	個
全部見つけるまでの時間	分　秒

正

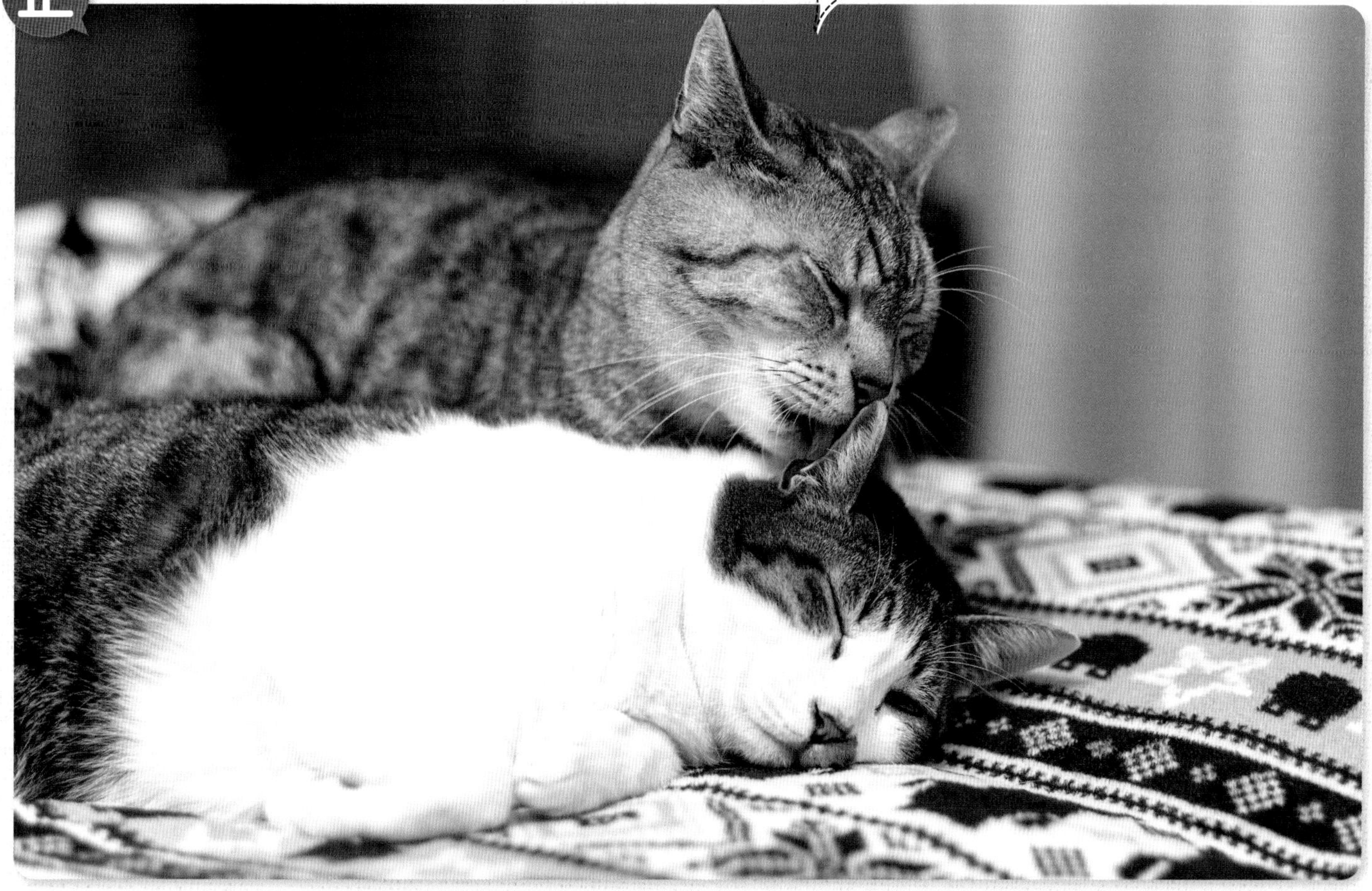

誤

まちがいは5つ。1分で探してにゃ。

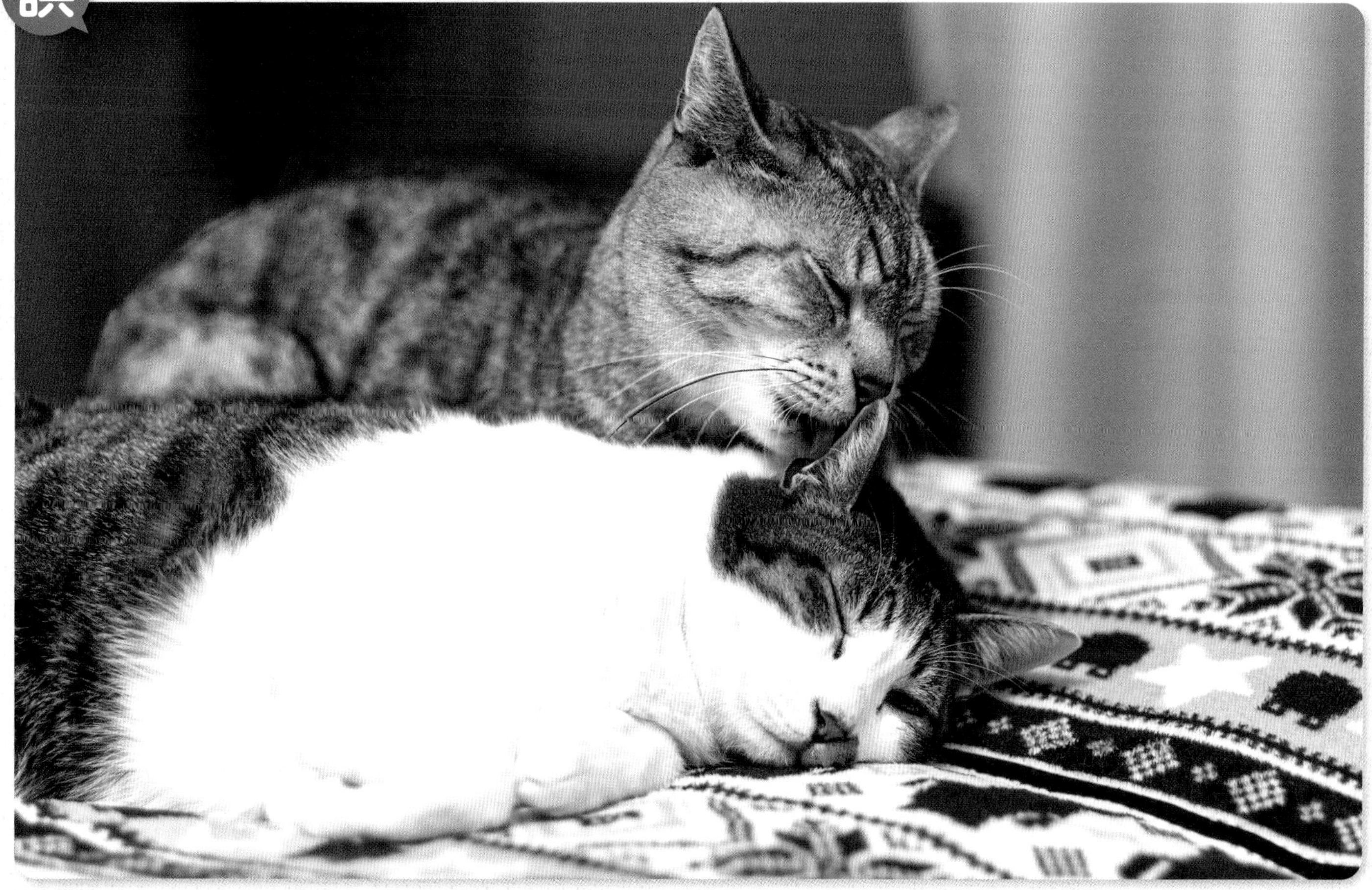

➡解答は70ページ

49 計算ねこ

目標まで2メートル、
角度75度、
脚力80％で調整

1分で見つけた数	個
全部見つけるまでの時間	分　秒

正

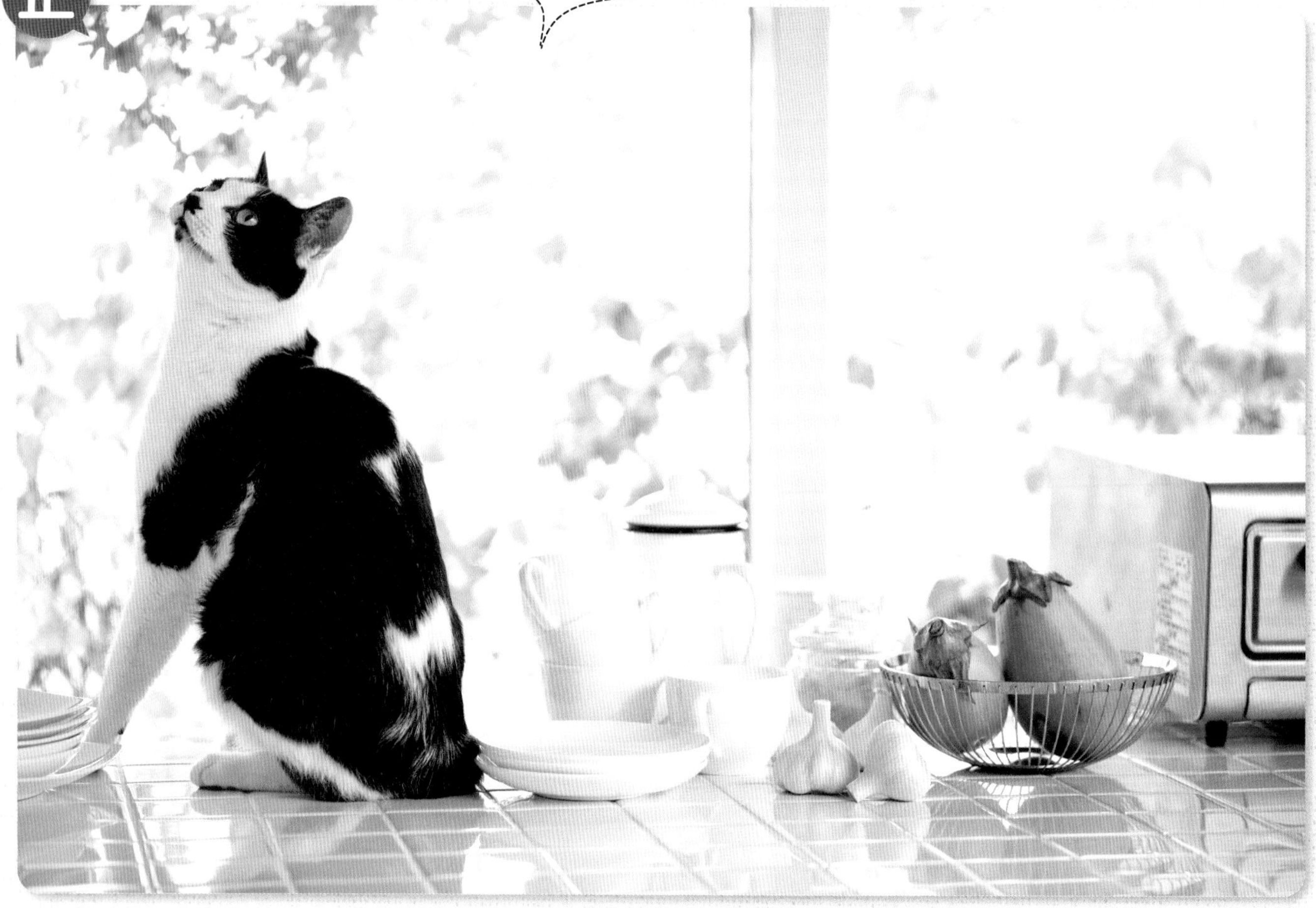

誤　まちがいは５つ。１分で探してにゃ。

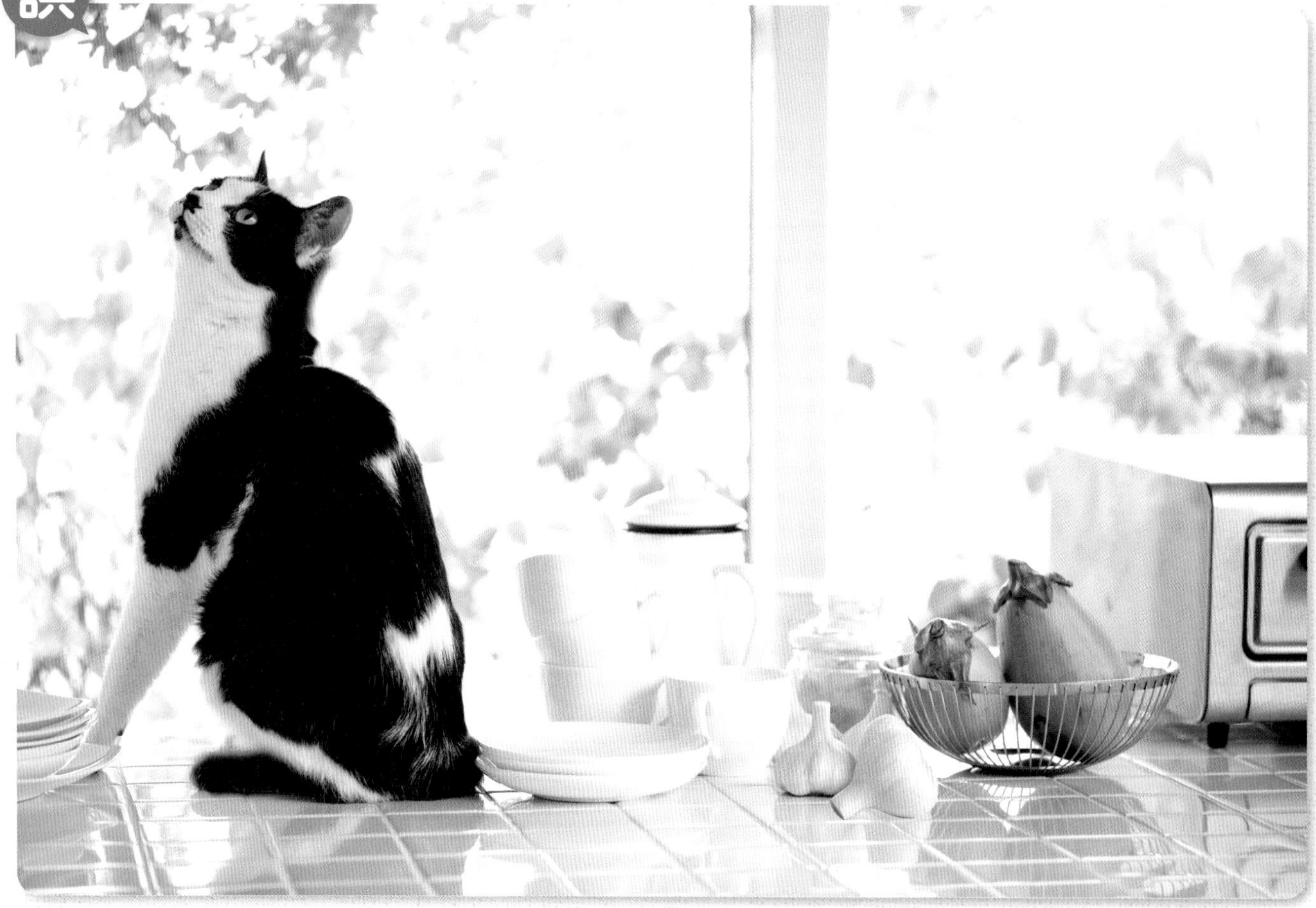

➡解答は70ページ

50 交渉ねこ

明日のカリカリ、
前カリできませんか？

1分で見つけた数	個
全部見つけるまでの時間	分　秒

正

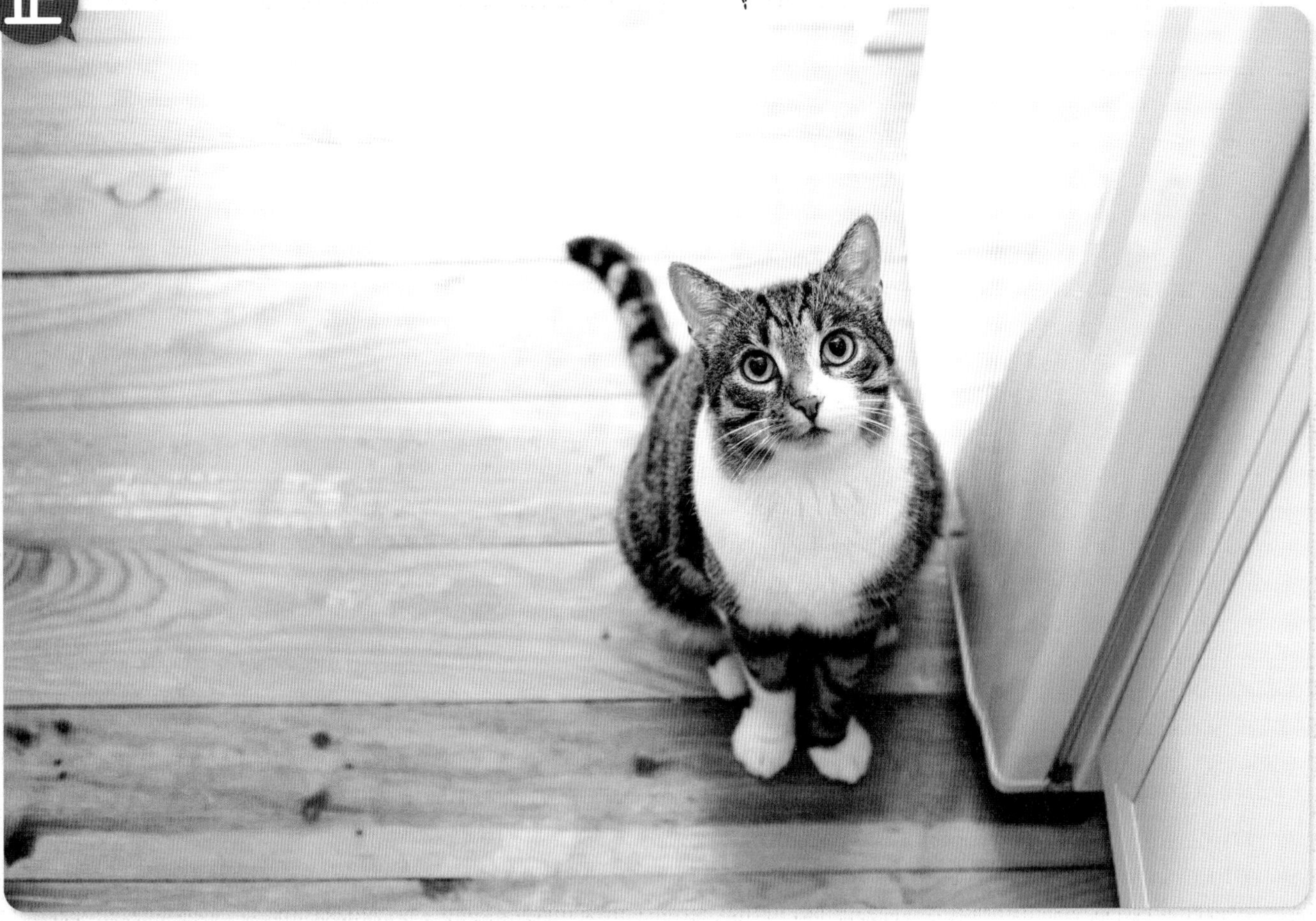

誤　まちがいは5つ。1分で探してにゃ。

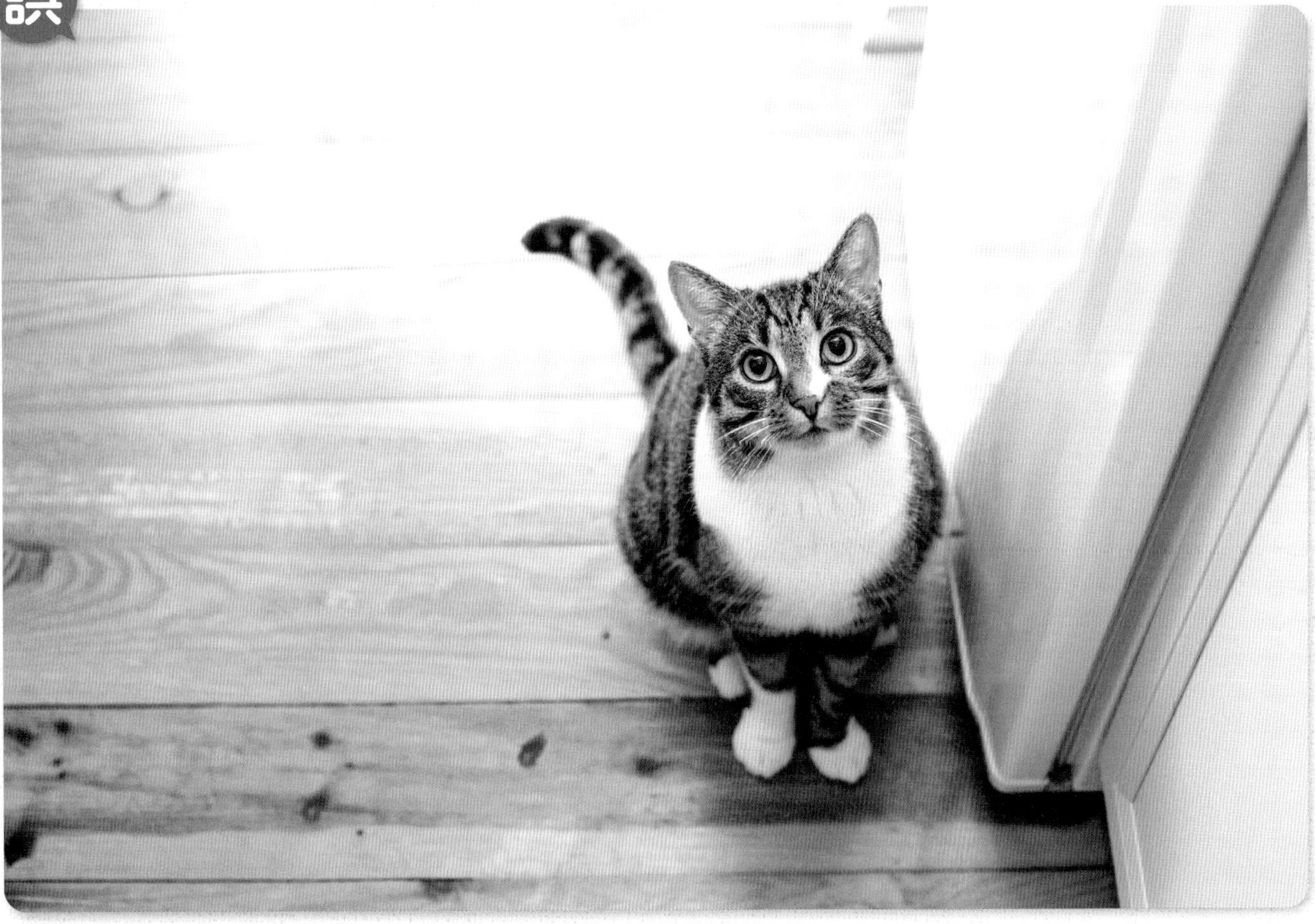

➡解答は70ページ

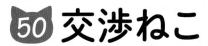

51 気高いねこ

私がお花畑の女王様です。
あなた頭が高いですにゃ

1分で見つけた数	個
全部見つけるまでの時間	分　秒

正

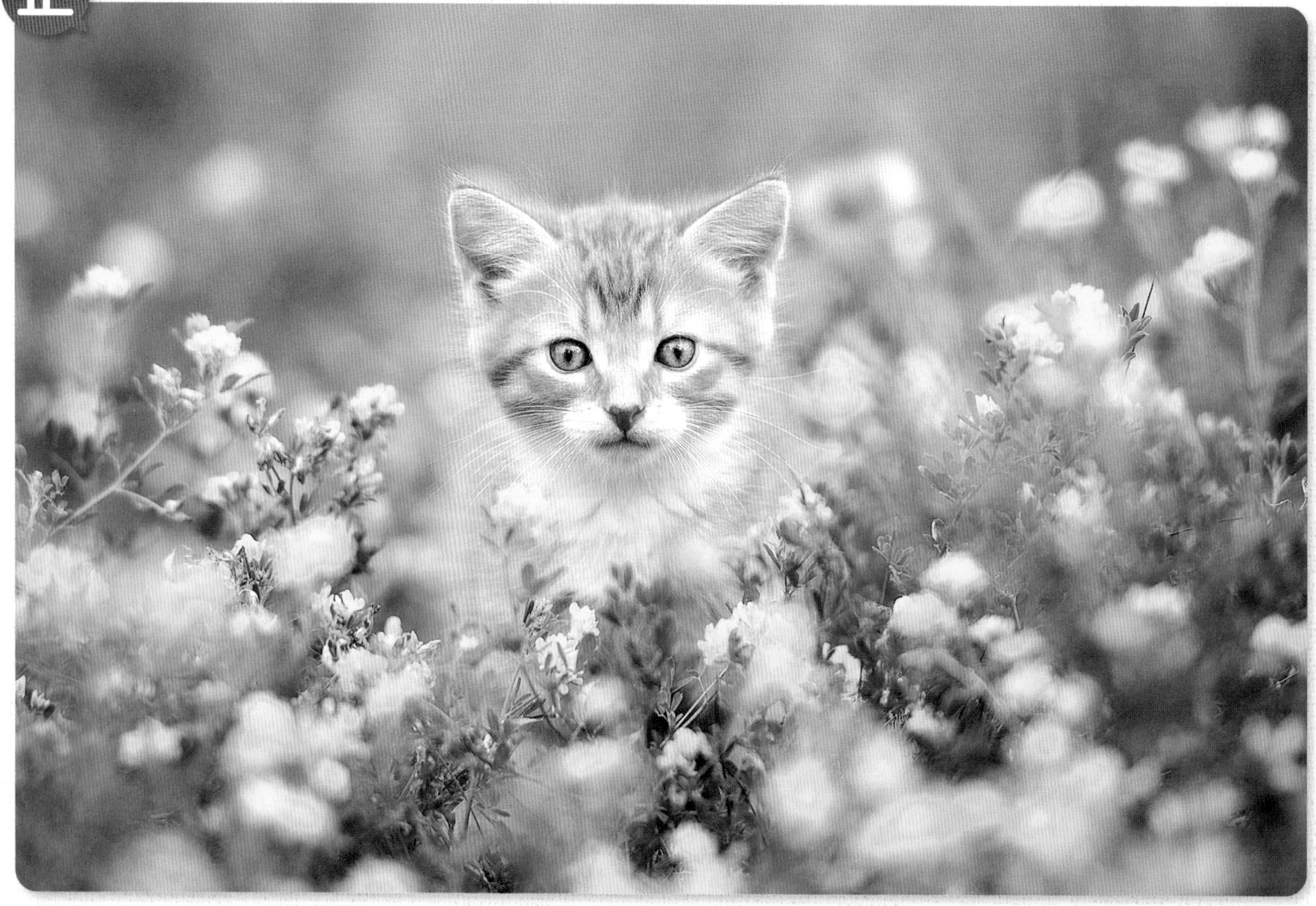

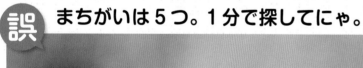

誤　まちがいは5つ。1分で探してにゃ。

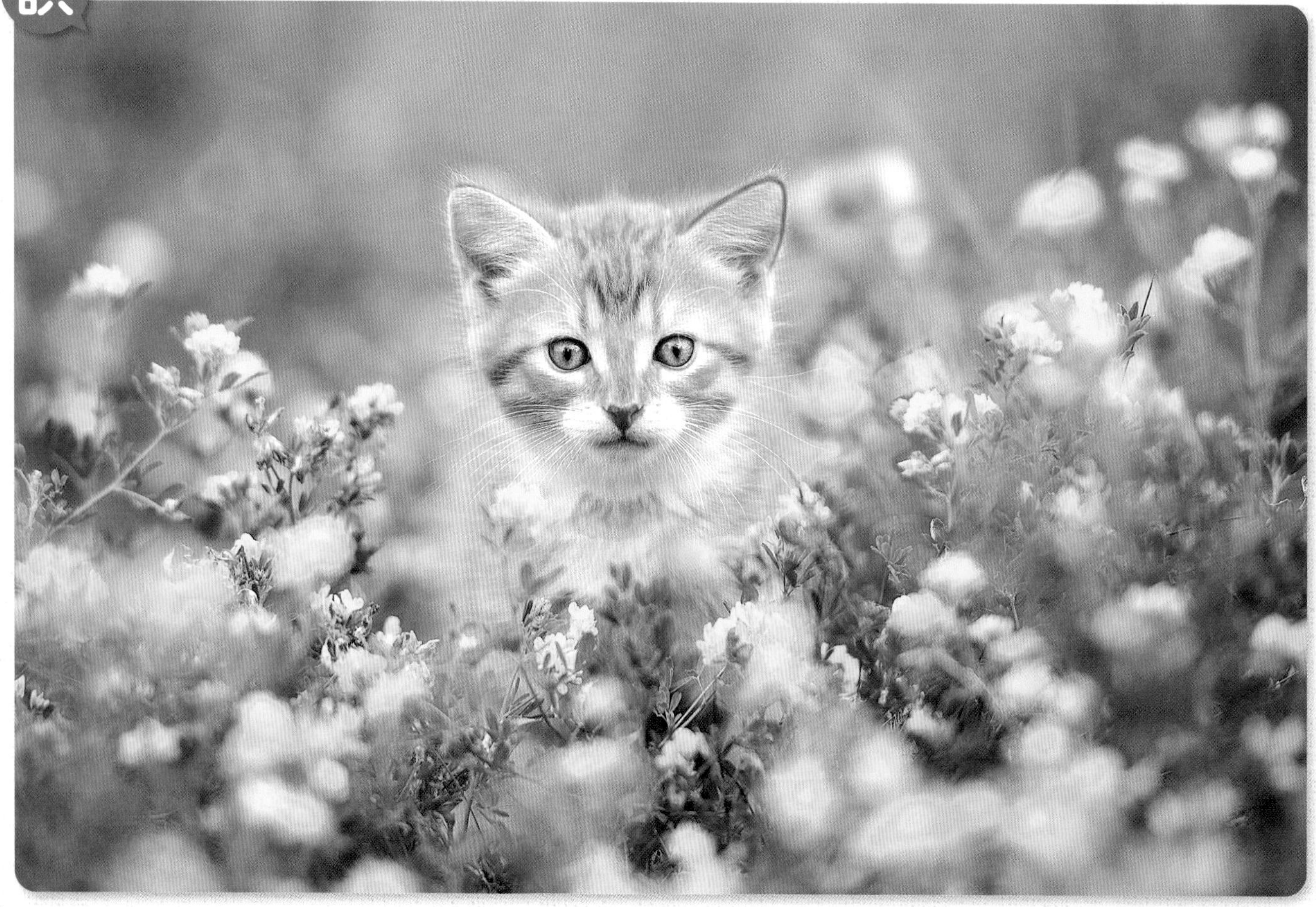

➡解答は70ページ

52 セクシーにゃんこ

ちょっと
だけよ〜

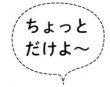

1分で見つけた数	個
全部見つけるまでの時間	分　秒

正

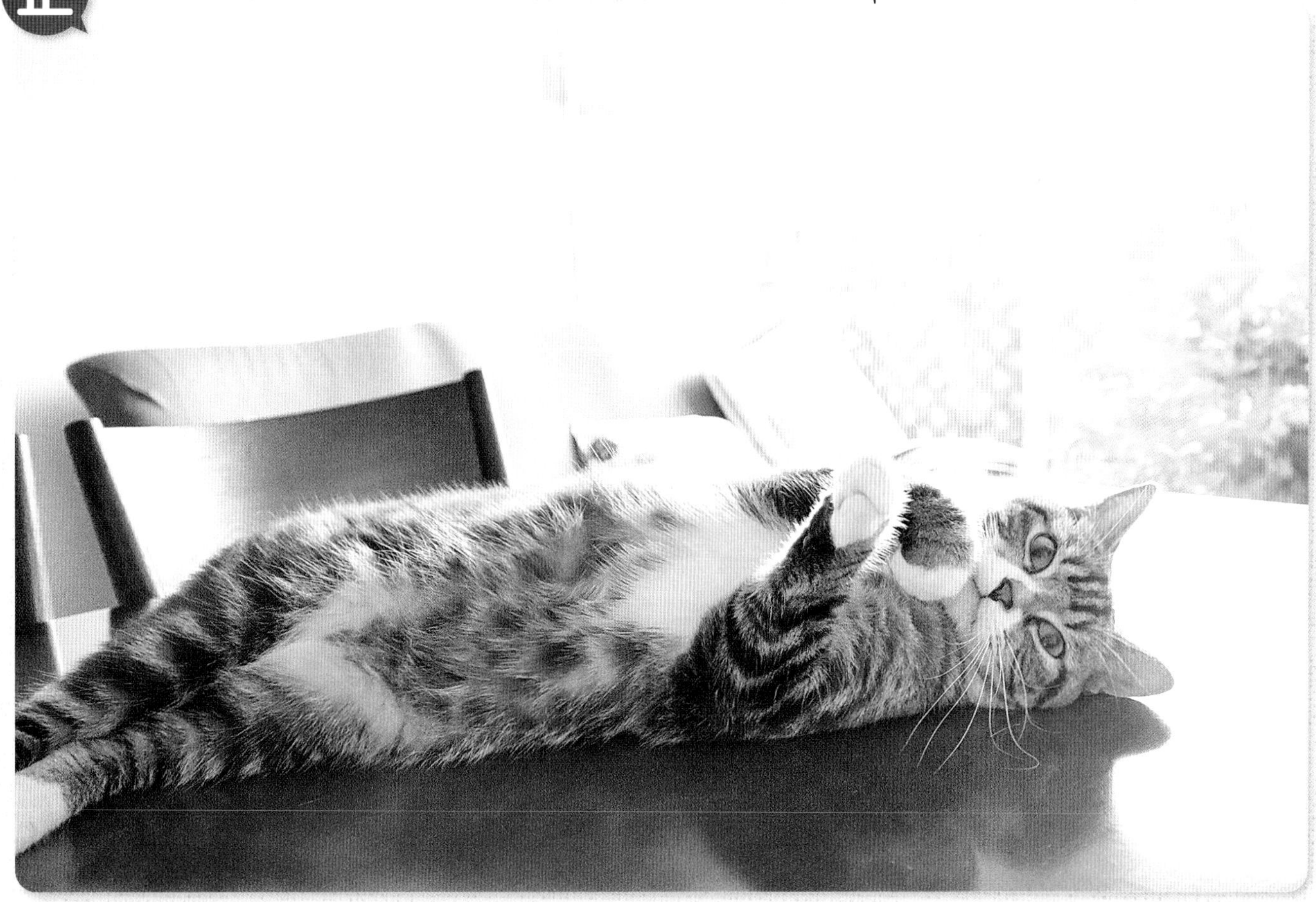

誤　まちがいは５つ。１分で探してにゃ。

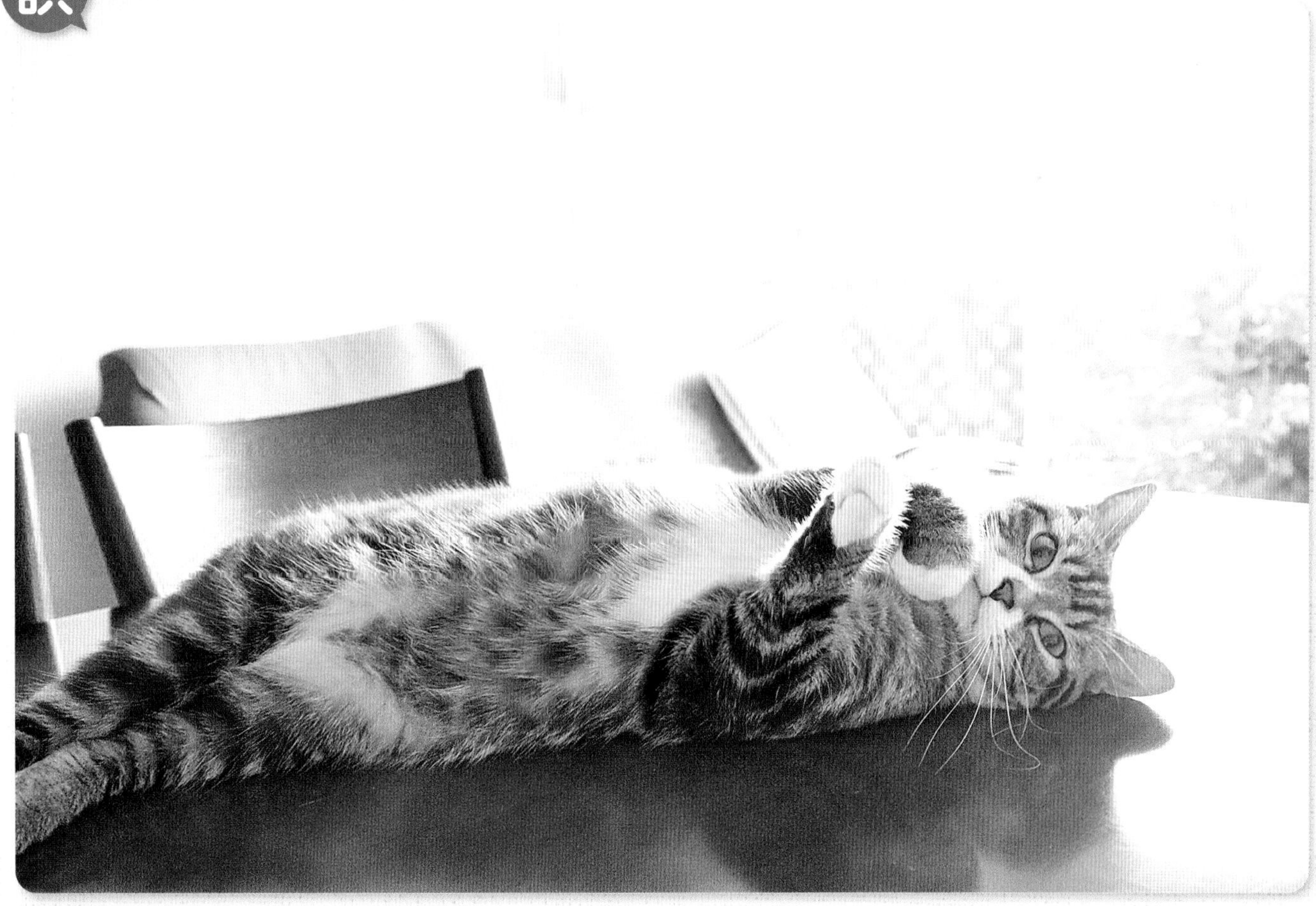

➡解答は70ページ

53 潜入ねこ

ここから抜け出す
タイミングが
難しいにゃ

1分で見つけた数	個
全部見つけるまでの時間	分　秒

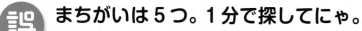

正

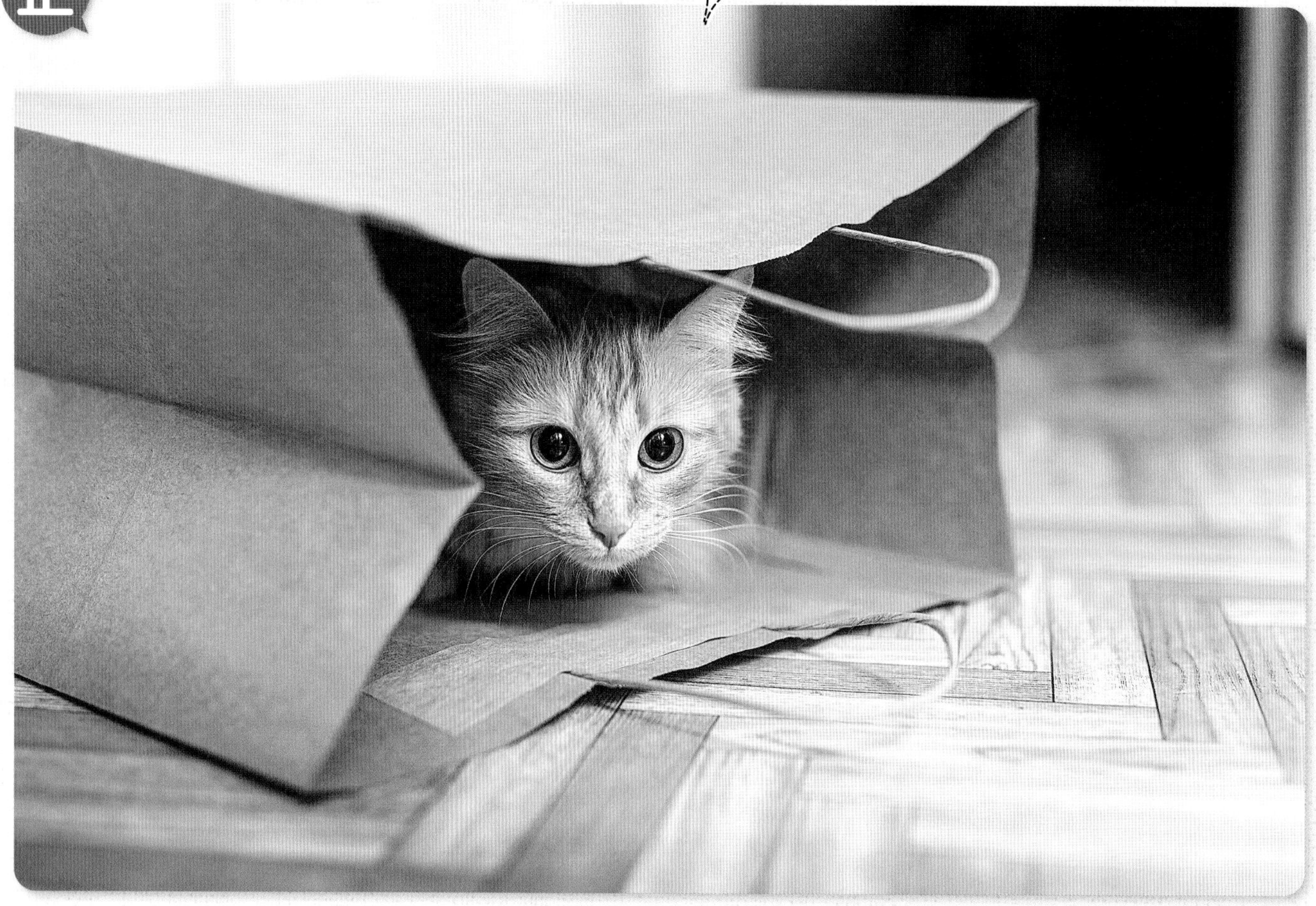

誤 まちがいは５つ。１分で探してにゃ。

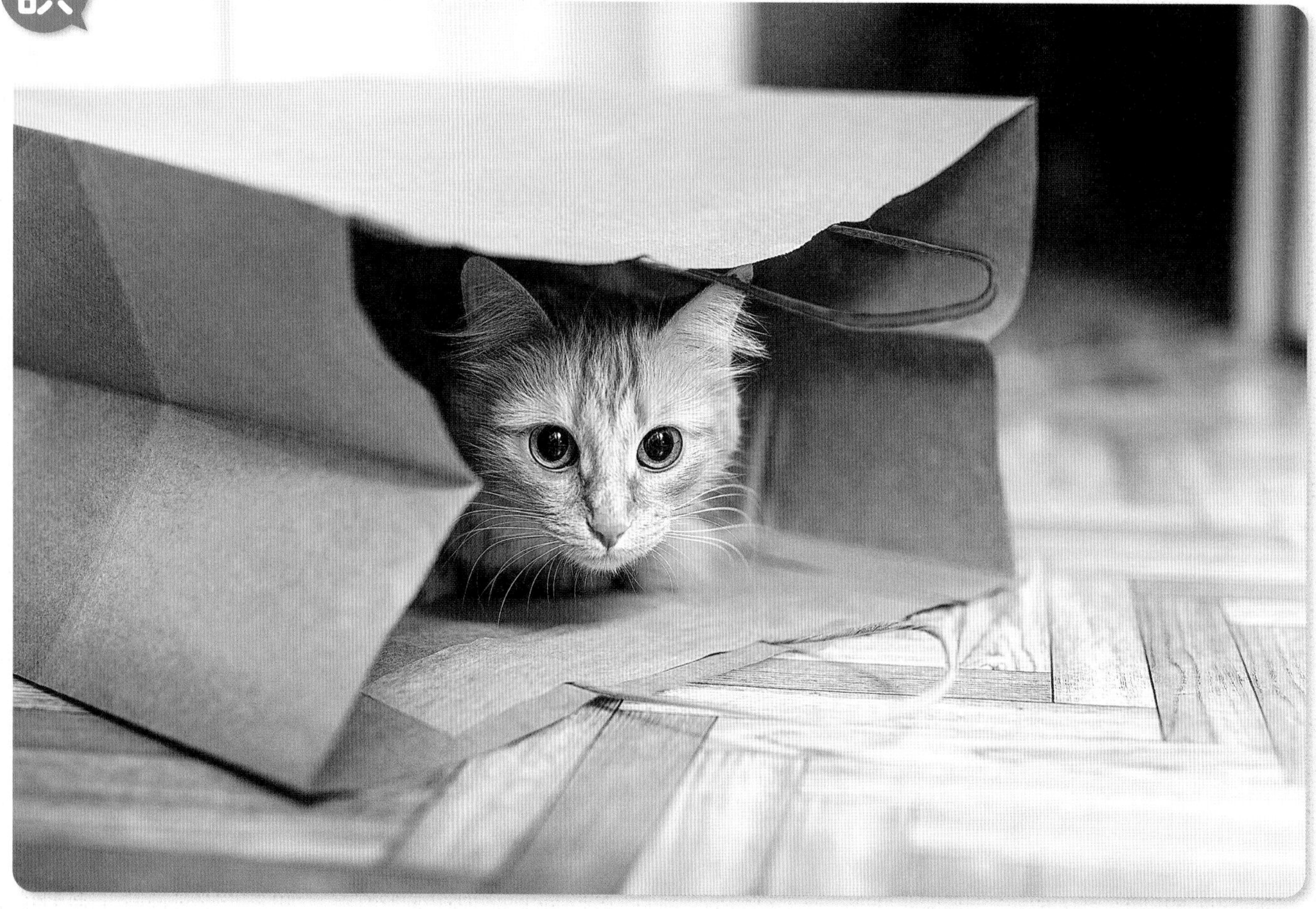

➡解答は70ページ

54 ワイナリーねこ

1分で見つけた数	個
全部見つけるまでの時間	分　秒

正

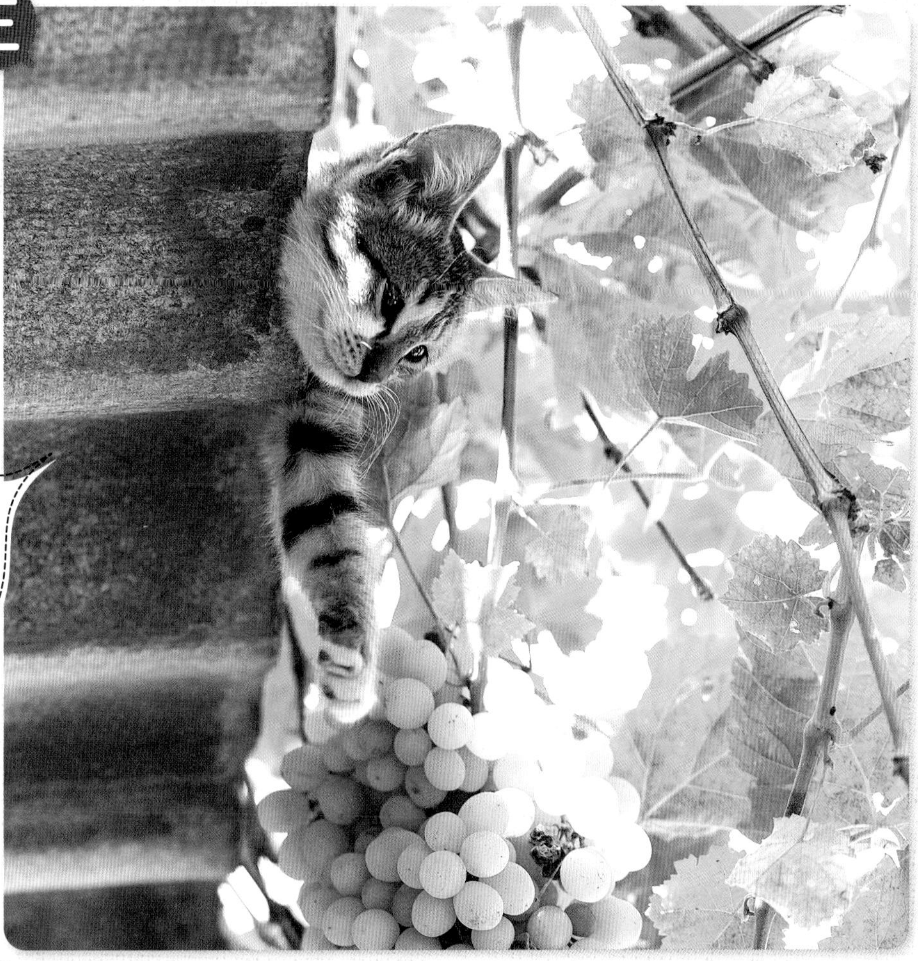

今年はブドウが
豊作じゃけ、
おいしいワインに
なるがや

誤

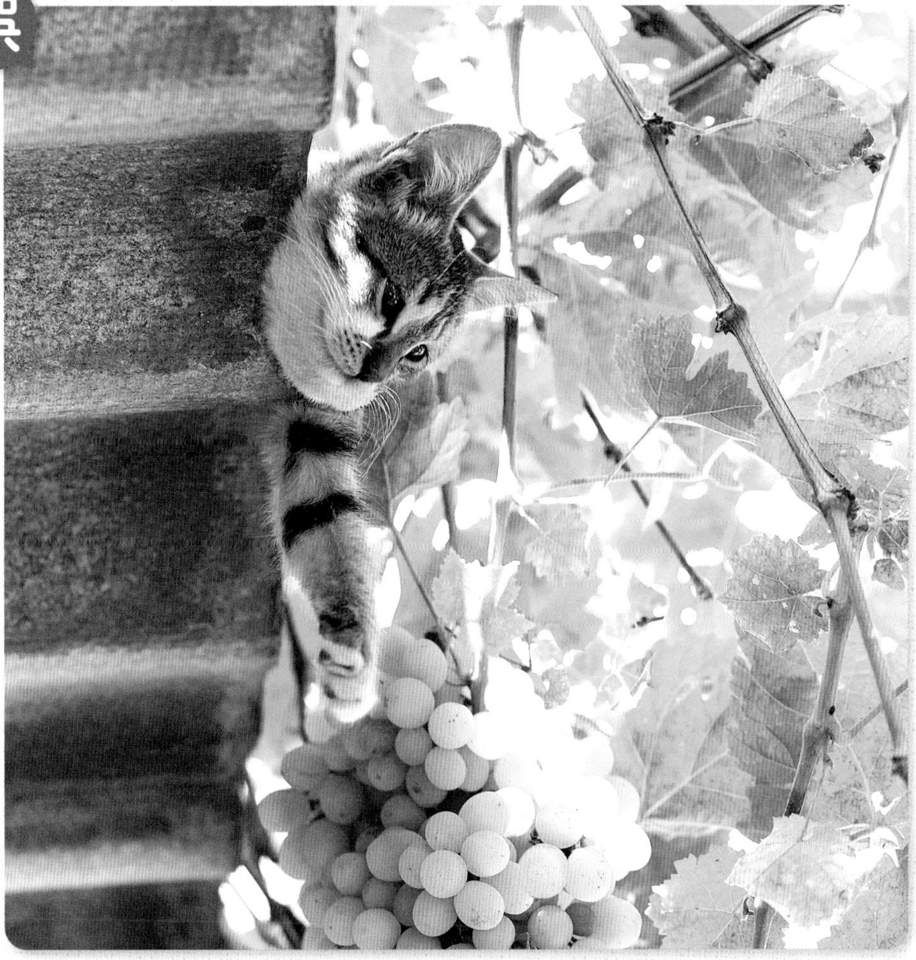

まちがいは5つ。1分で探してにゃ。

➡解答は70ページ

55 まねっこねこ

おいらも
ブックエンドに
変身！

1分で見つけた数	個
全部見つけるまでの時間	分　秒

正

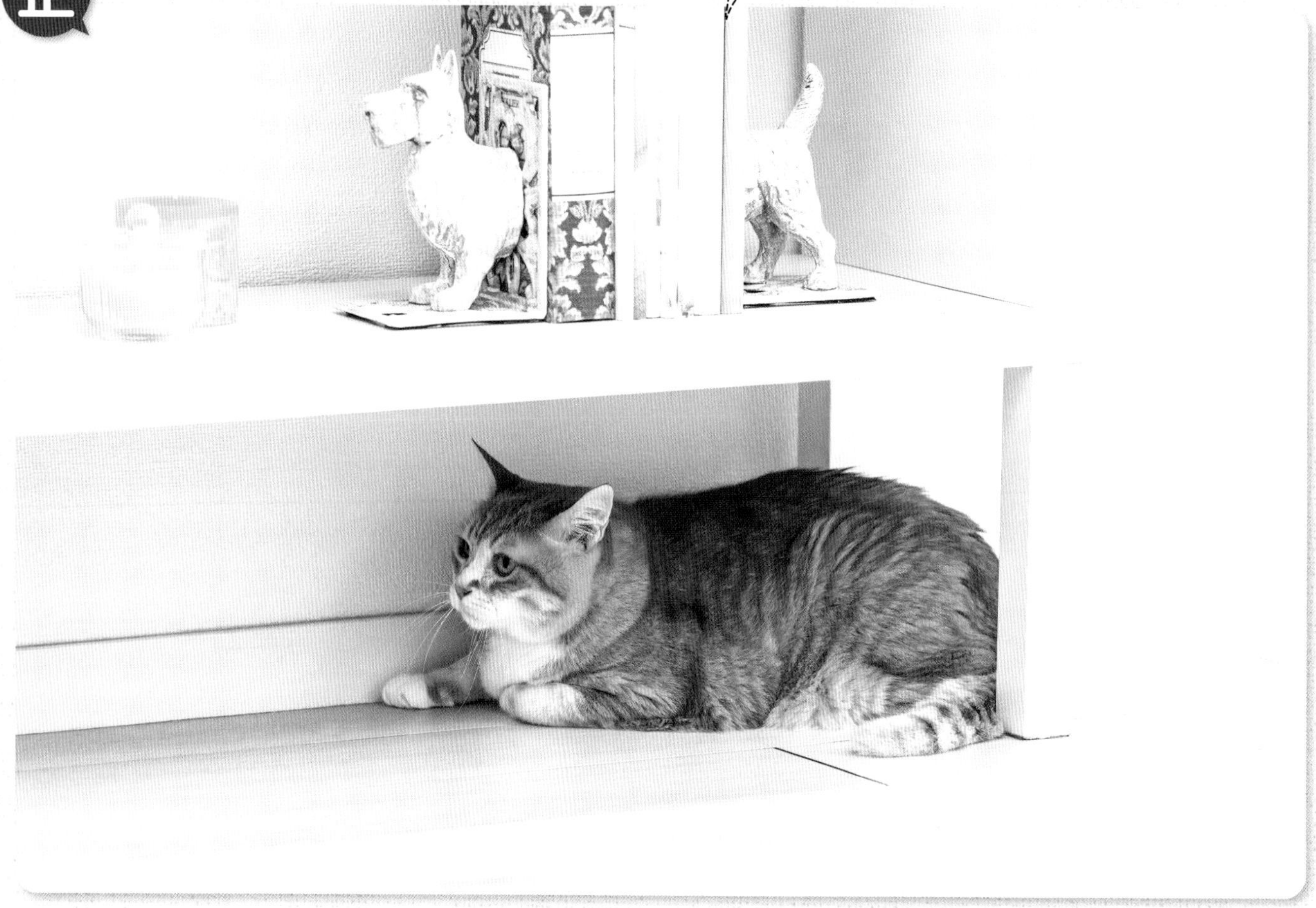

誤

まちがいは5つ。1分で探してにゃ。

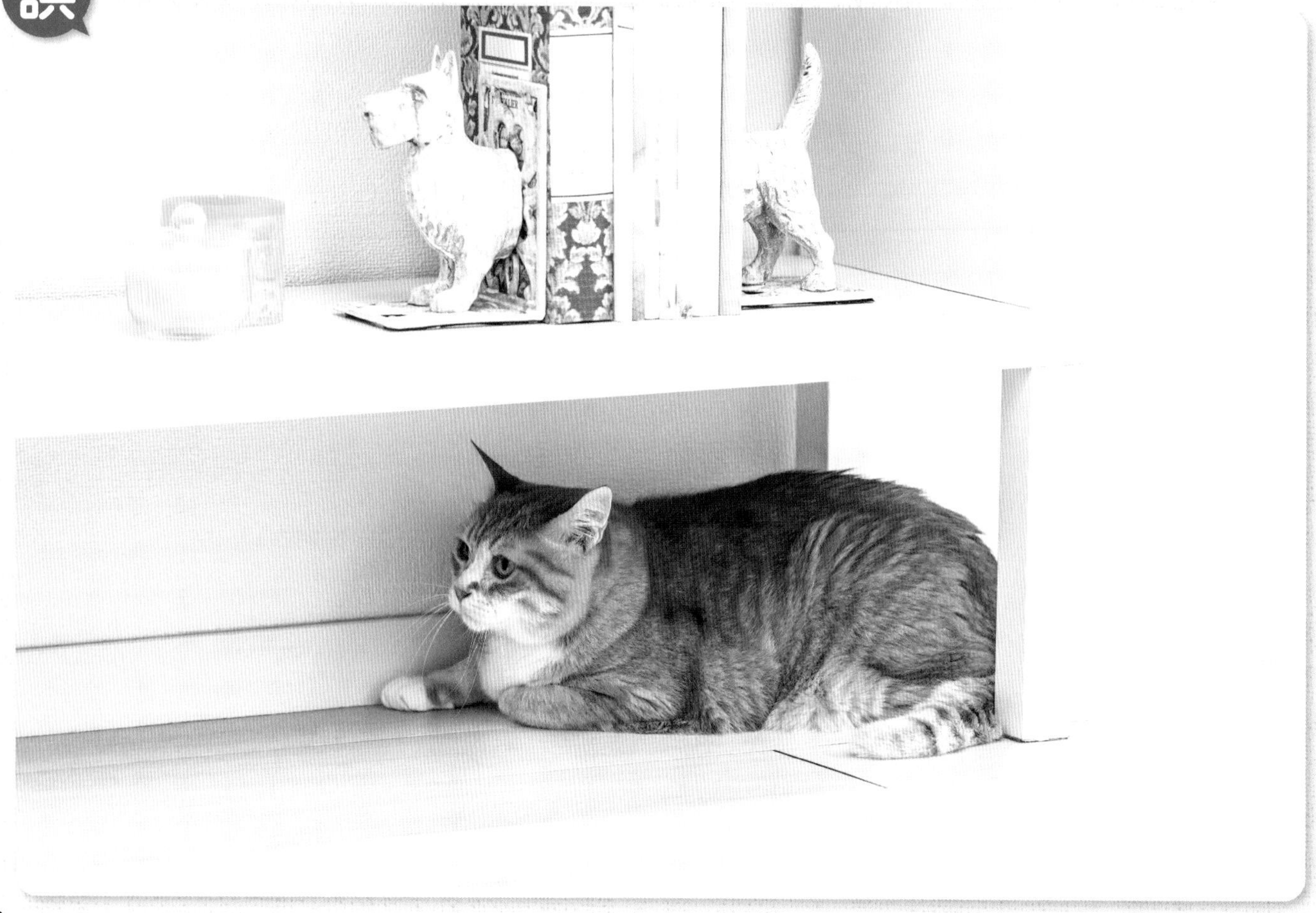

➡解答は71ページ

56 ビックリねこ

うそっ！
ミツバチさんって
刺すの？

1分で見つけた数	個
全部見つけるまでの時間	分　秒

正

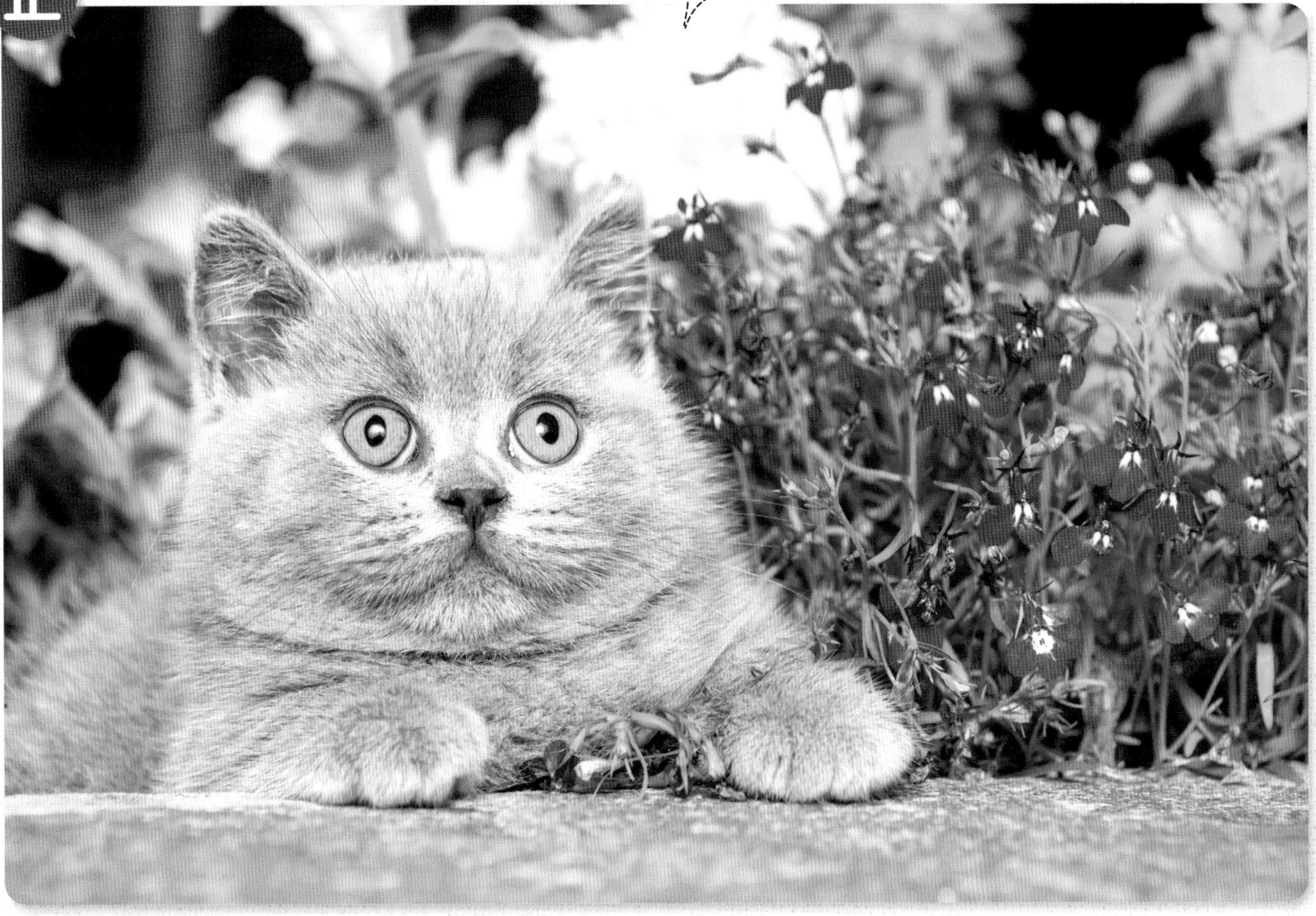

誤　まちがいは５つ。１分で探してにゃ。

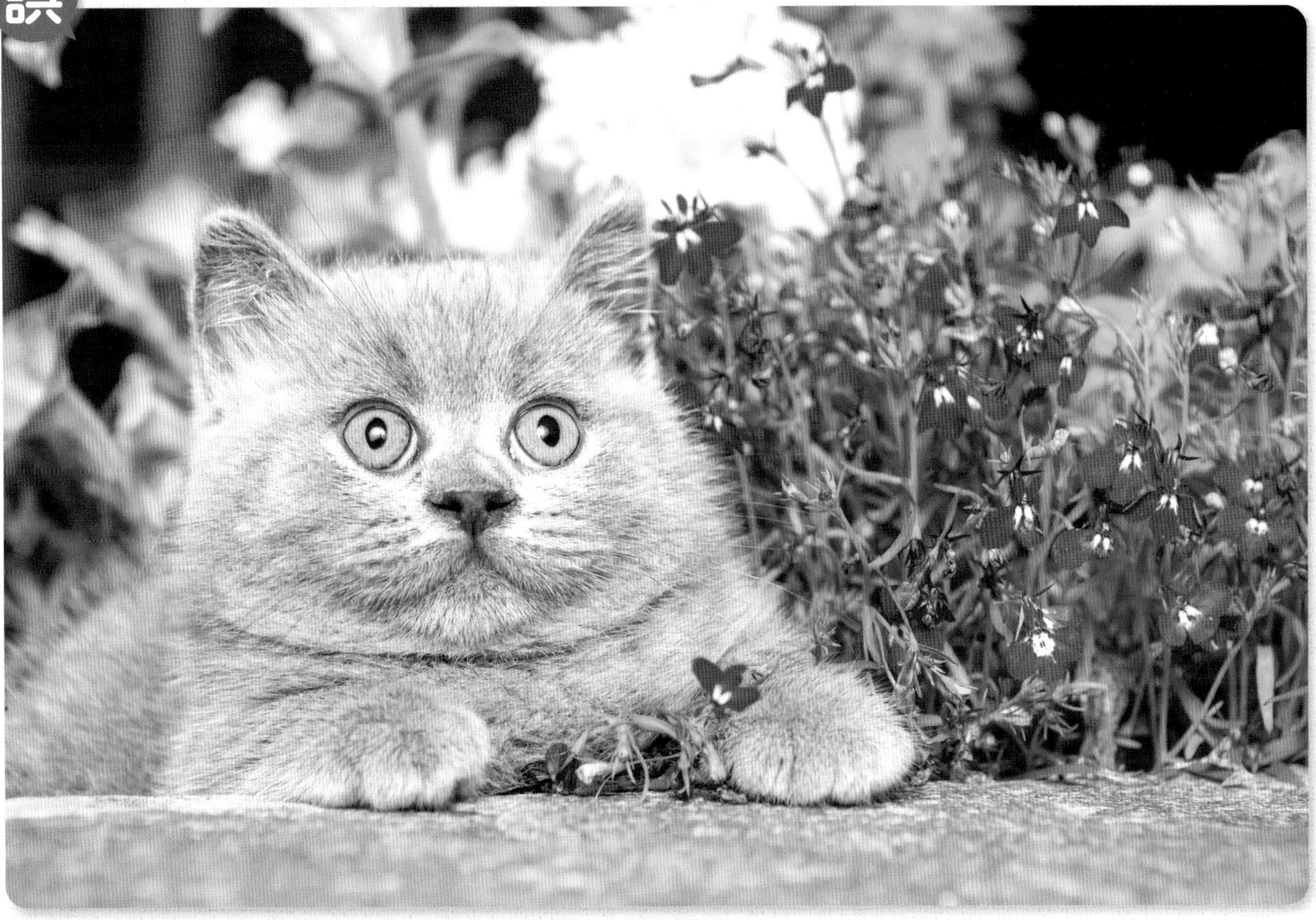

➡解答は71ページ

57 おくるみねこ

1分で見つけた数		個
全部見つけるまでの時間	分	秒

正

やさ～しく
抱っこして
おくれにゃ

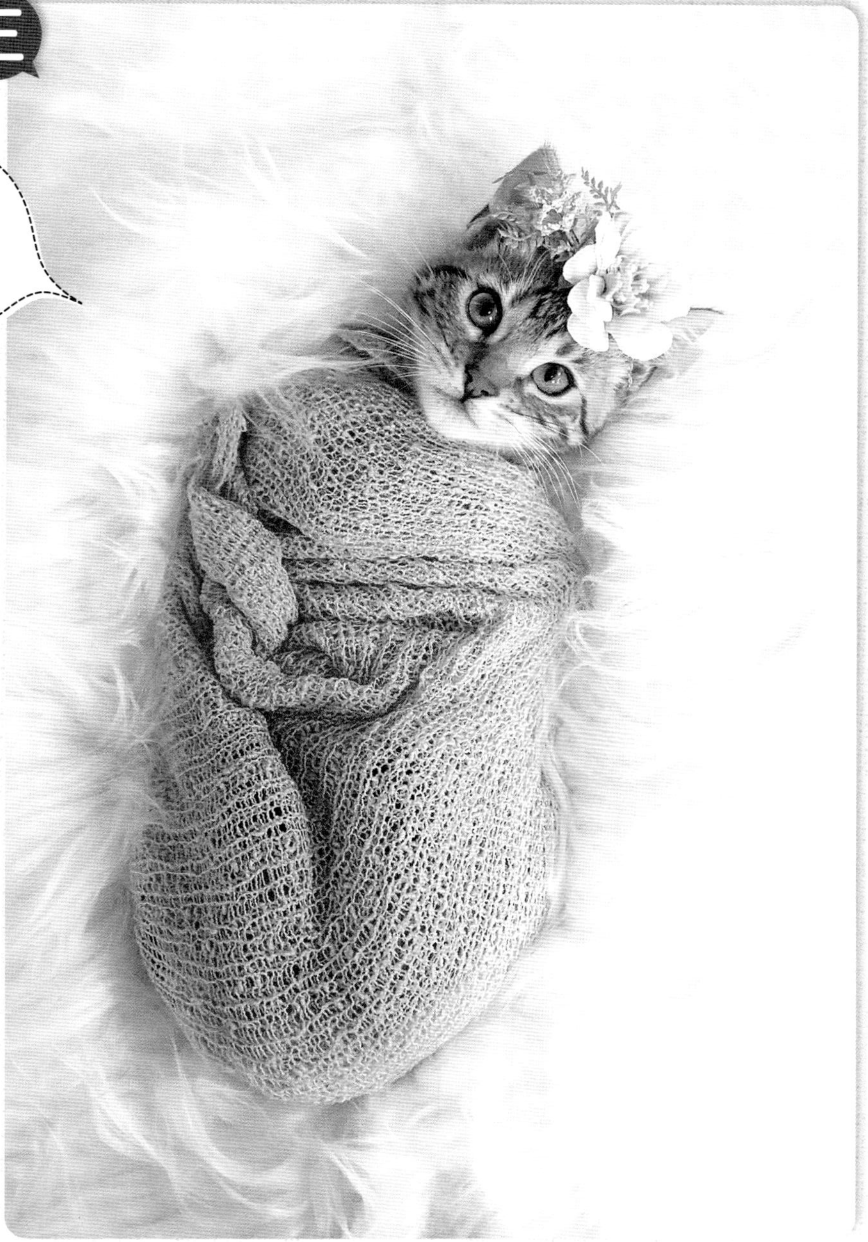

誤

まちがいは5つ。1分で探してにゃ。

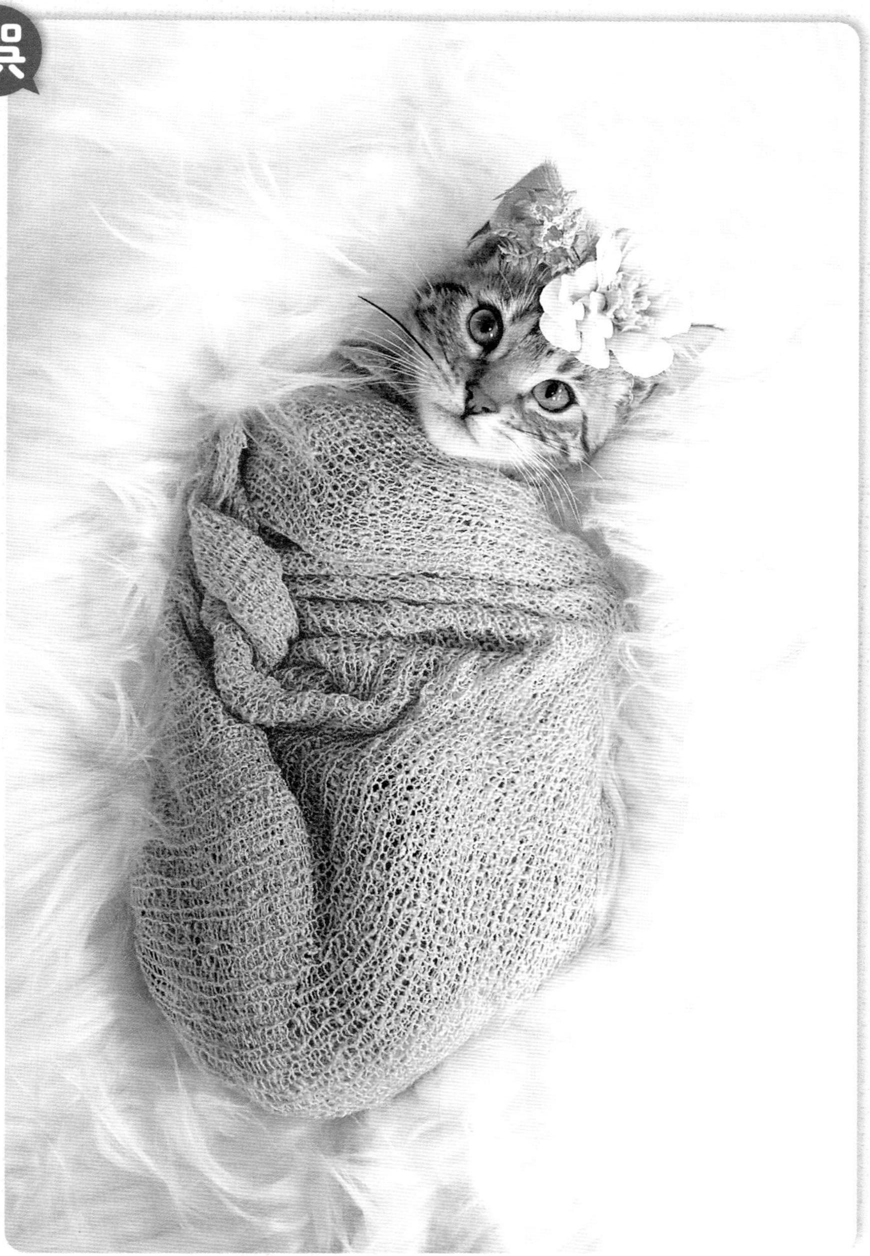

➡解答は71ページ

58 釣りねこ

あちゃ〜、また
逃げられちまったか

1分で見つけた数	個
全部見つけるまでの時間	分　秒

正

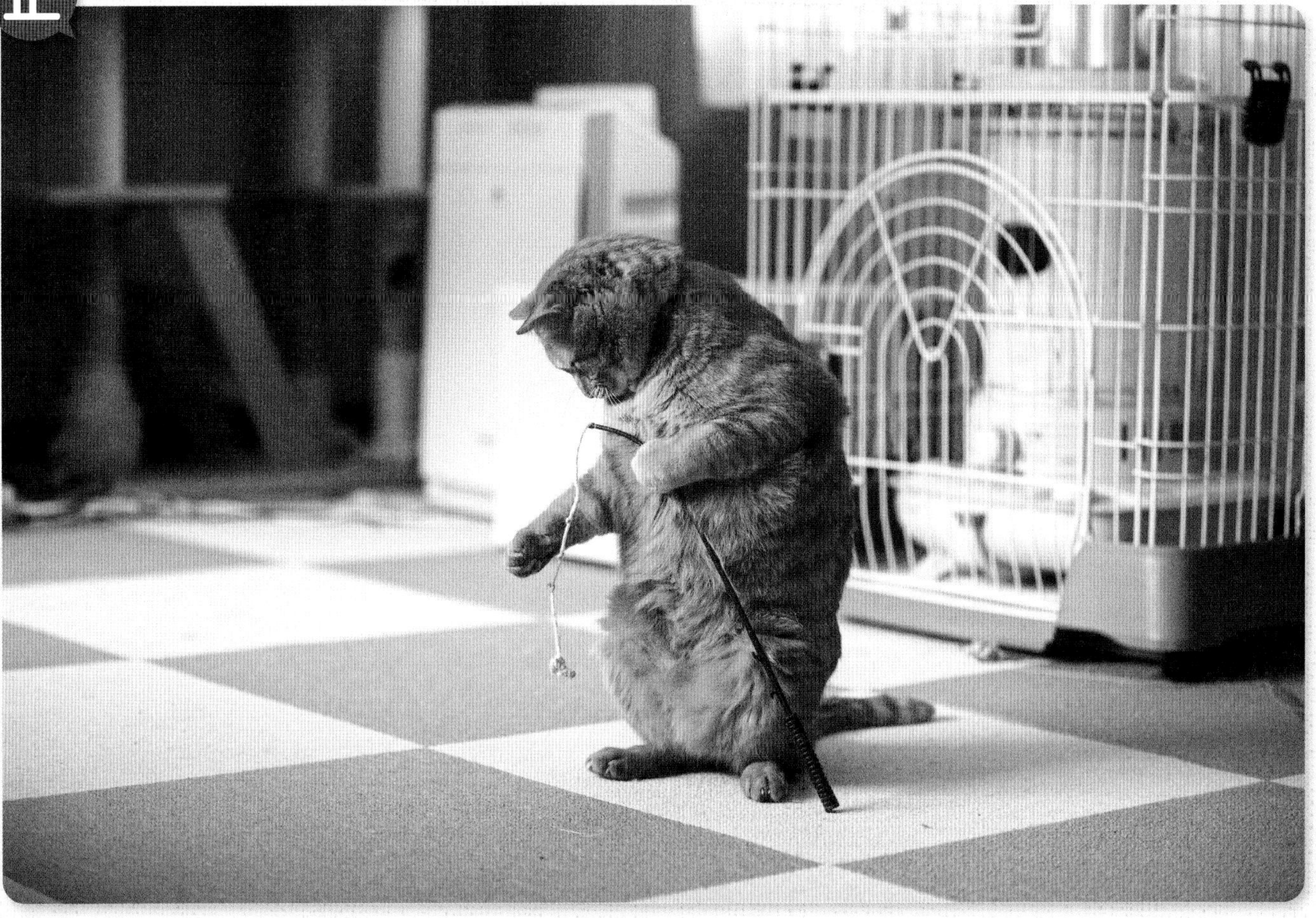

誤　まちがいは５つ。１分で探してにゃ。

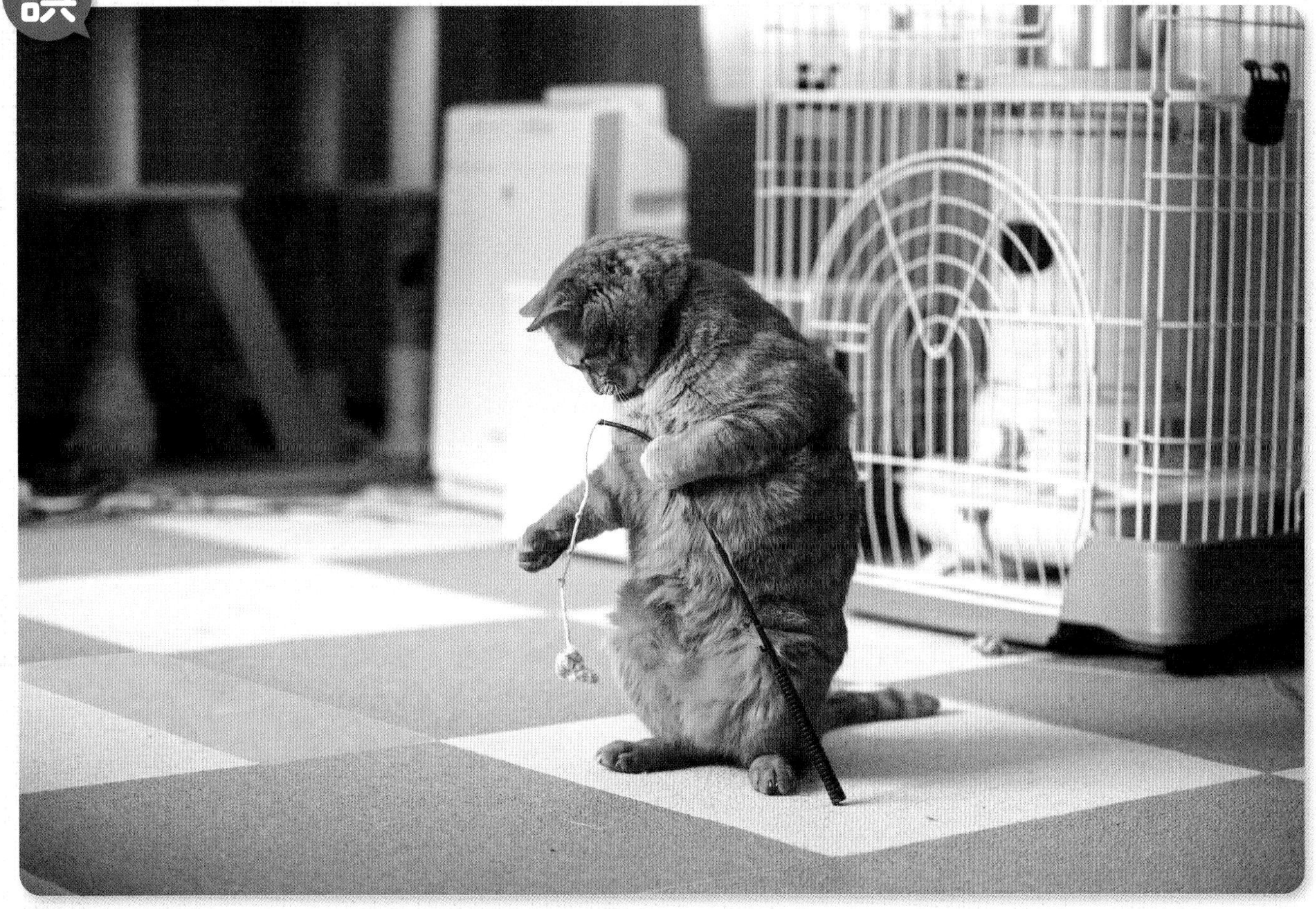

➡解答は71ページ

59 ご不満ねこ

えっ。これだけ？
本当にこれだけ？？

1分で見つけた数	個
全部見つけるまでの時間	分　秒

正

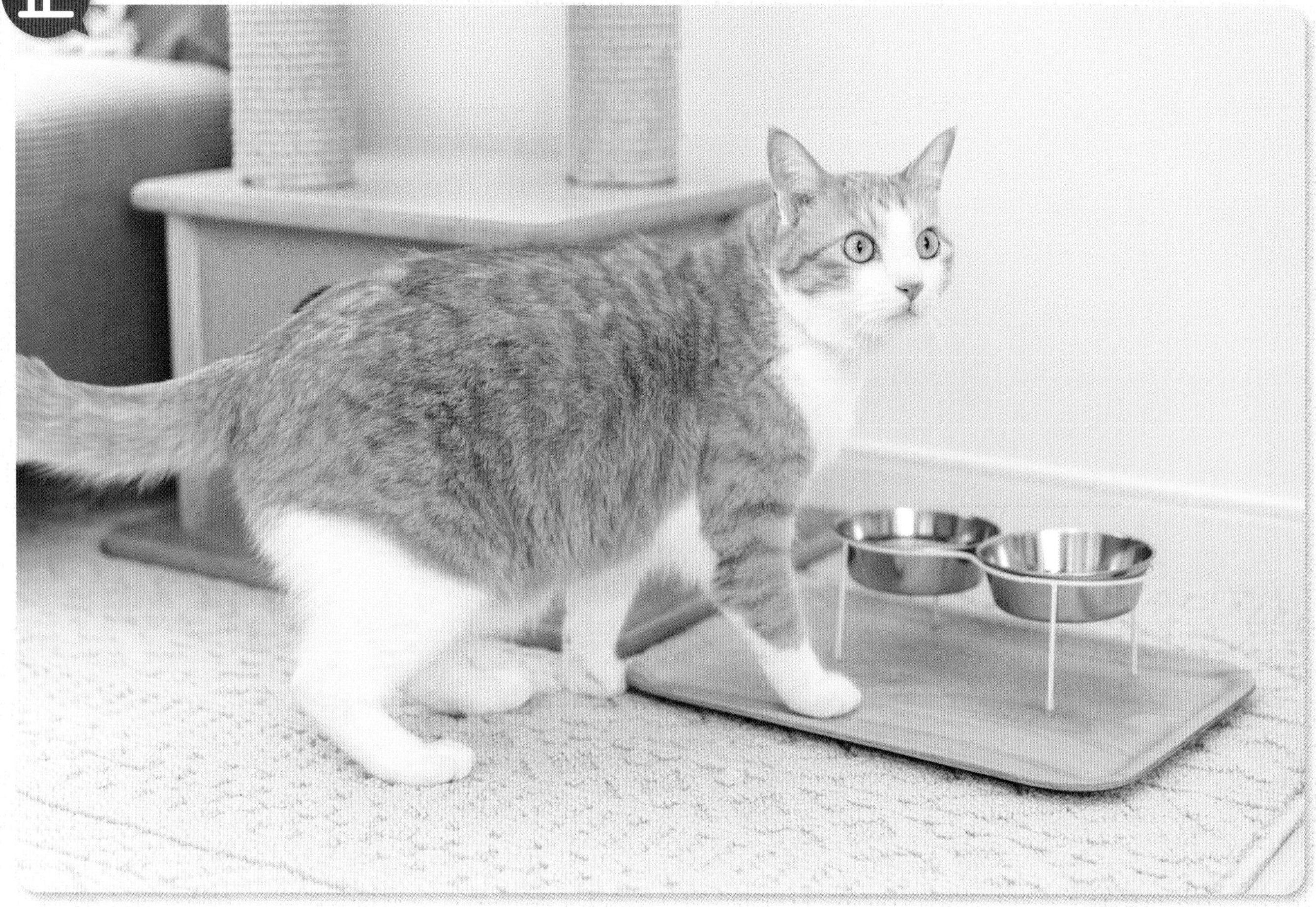

誤　まちがいは５つ。１分で探してにゃ。

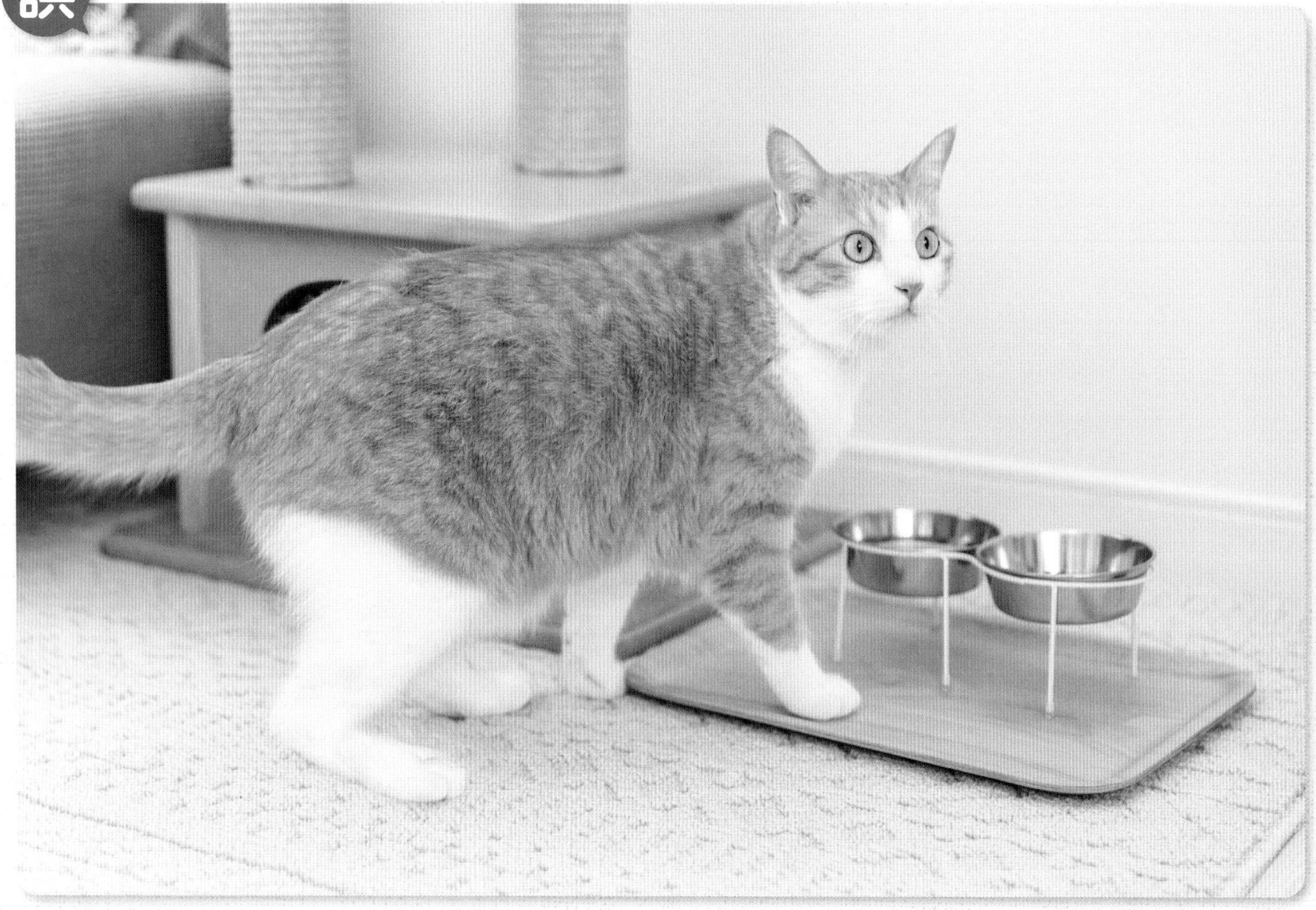

➡解答は71ページ

60 ごあいさつねこ

これで
おしまいだよ。
また遊ぼうね♡

1分で見つけた数	個
全部見つけるまでの時間	分　秒

正

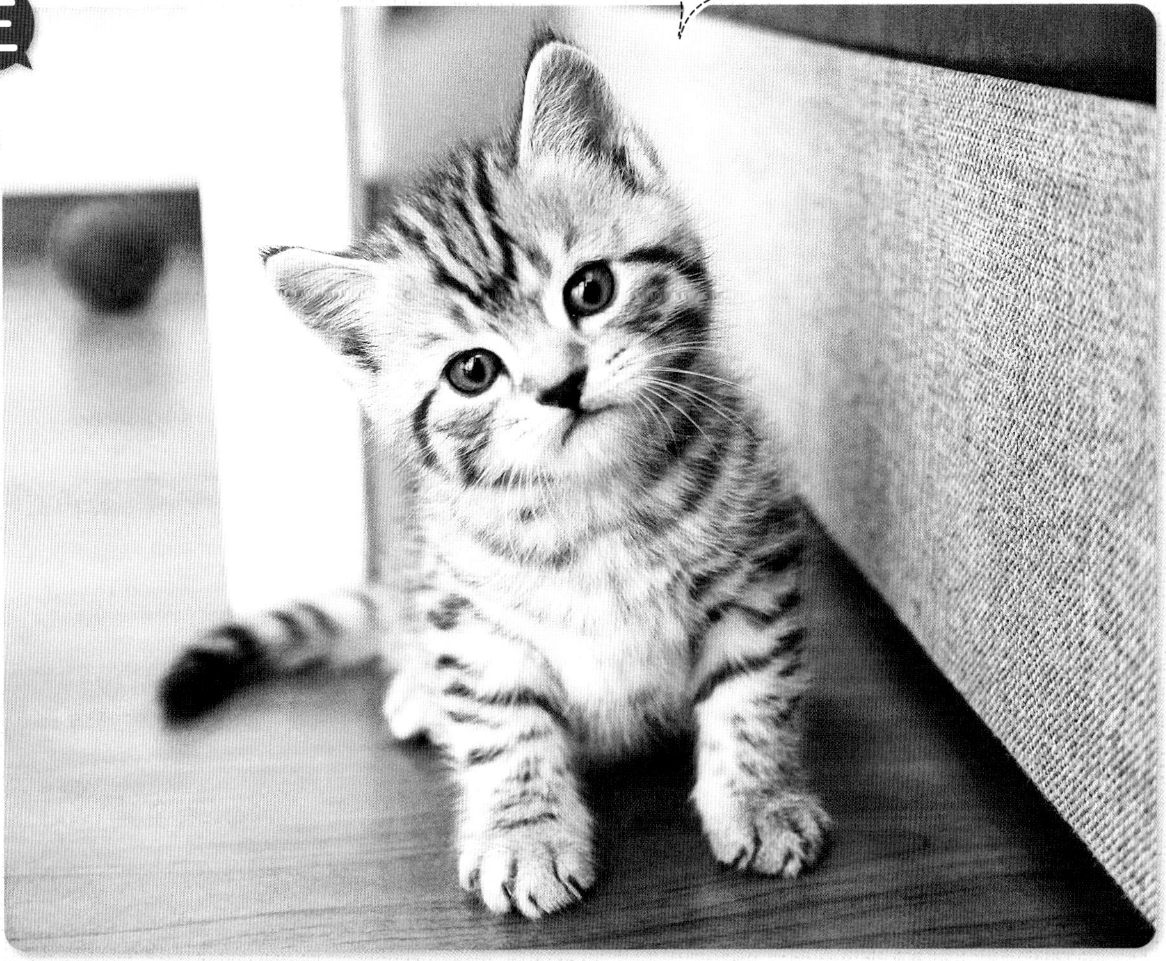

誤

まちがいは5つ。1分で探してにゃ。

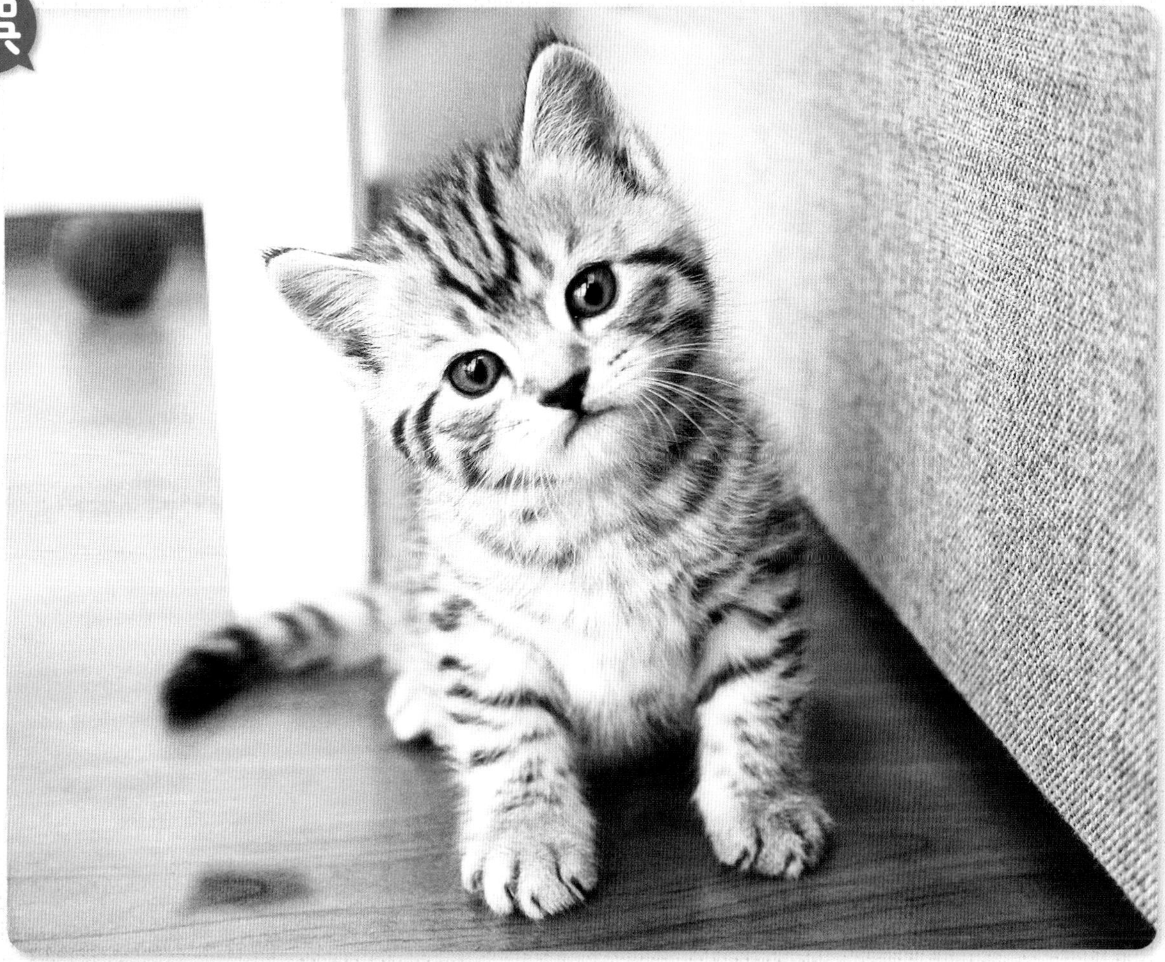

➡解答は71ページ

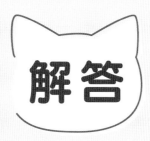

解答

※印刷による汚れ・カスレなどはまちがいに含まれません。

❶お出迎えねこ（P5）

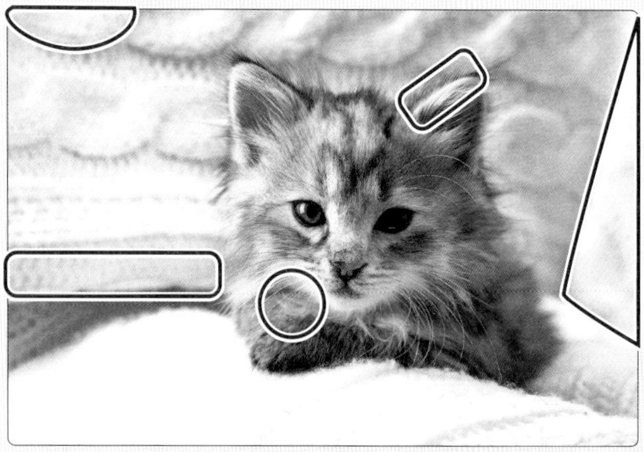

❷名画ねこ（P6）

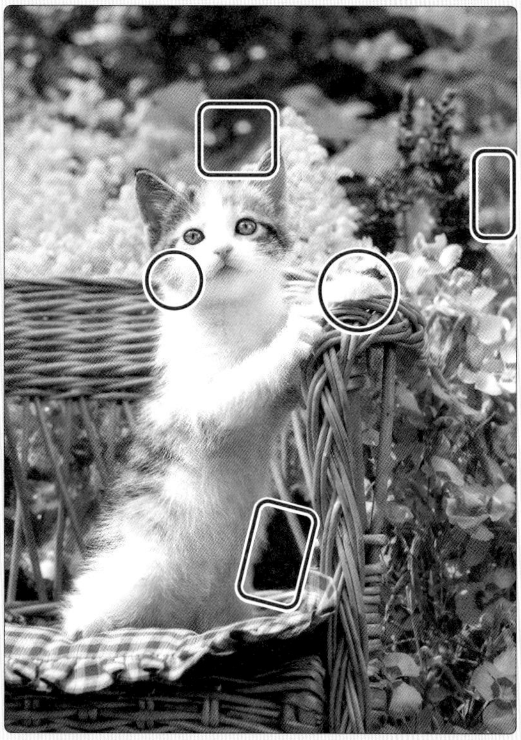

❸あきらめねこ（P7）

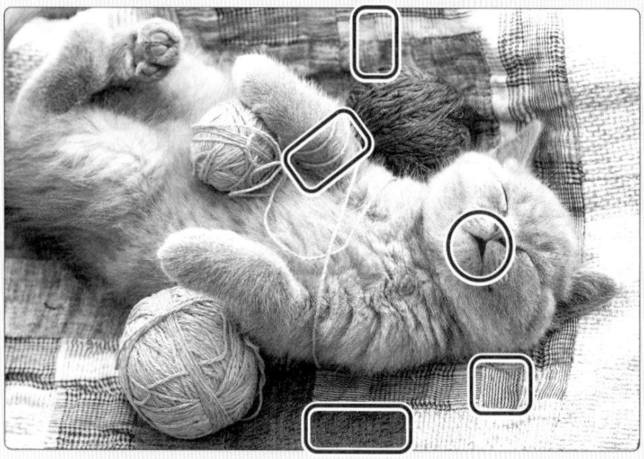

❹放牧ねこ（P8）

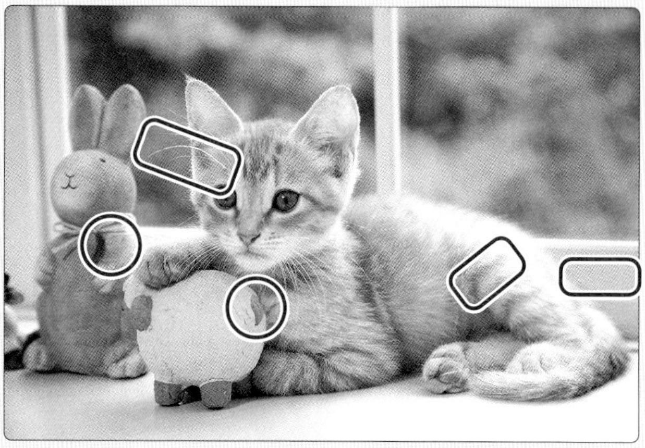

❺タオルねこ（P9）

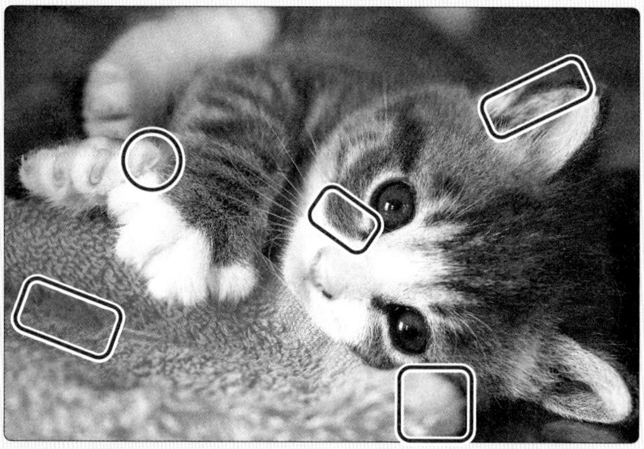

❻いいなずけねこ（P10）

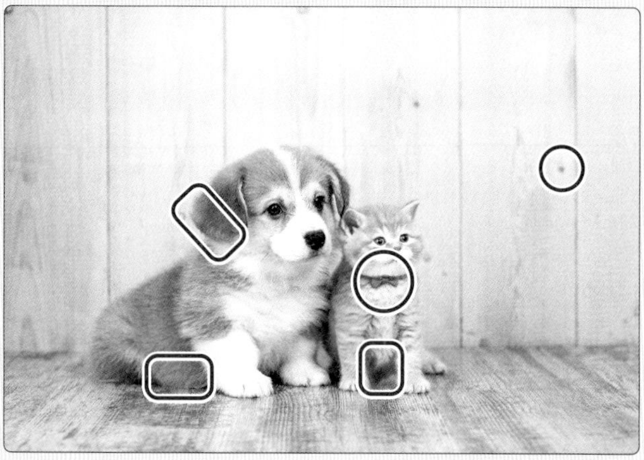

❼ベンチねこ（P11）

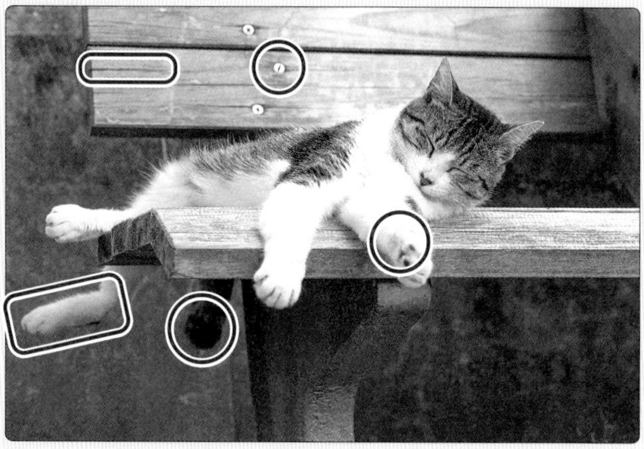

❽ ほふく前進ねこ (P12)

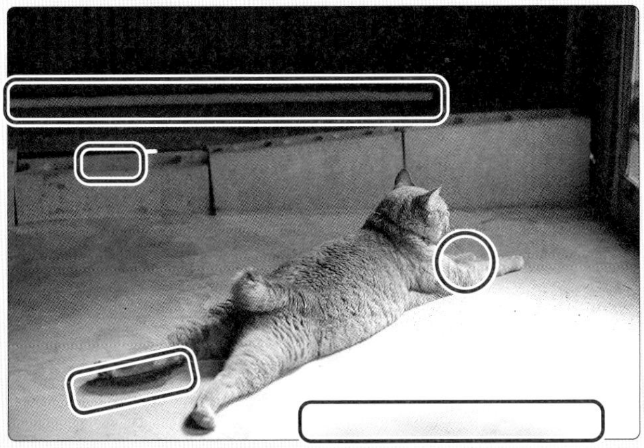

❾ エレベーターねこ (P13)

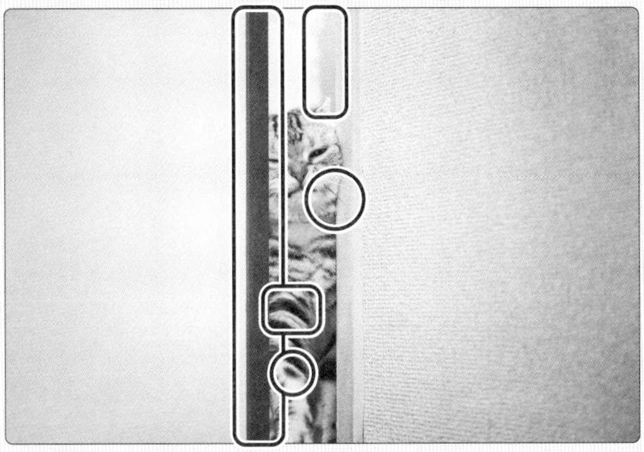

❿ 睡魔ねこ (P14)

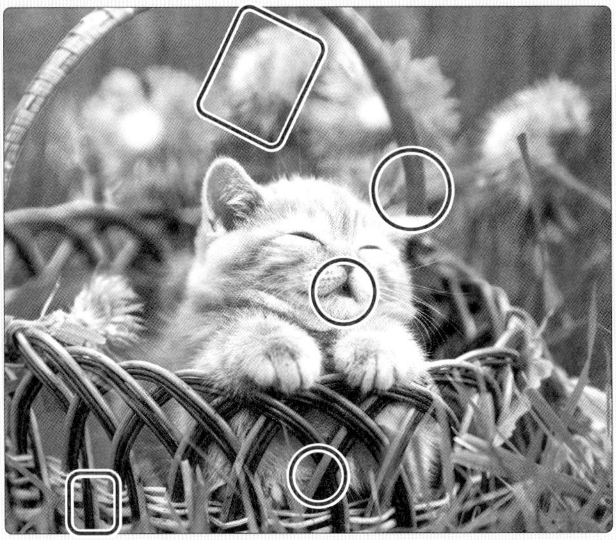

⓫ ヒーローねこ (P15)

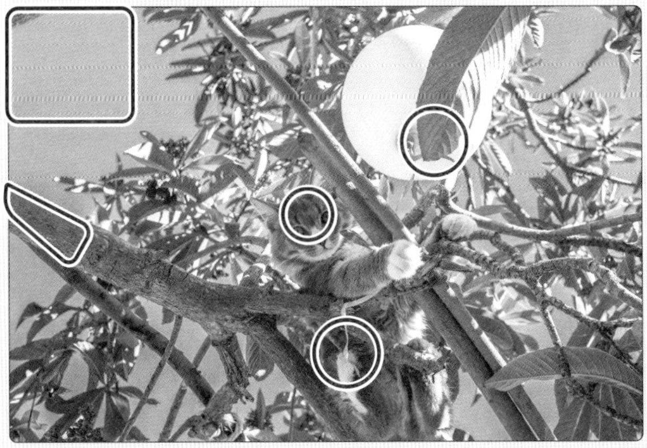

⓬ グラフ解説ねこ（P16）

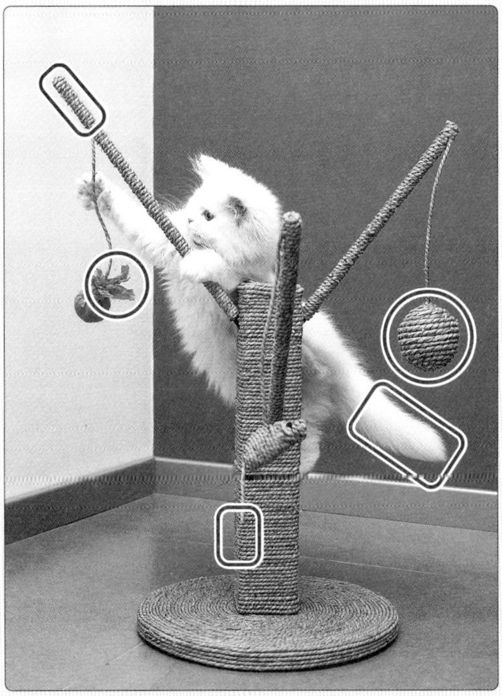

⓭ 盗み食いねこ（P17）

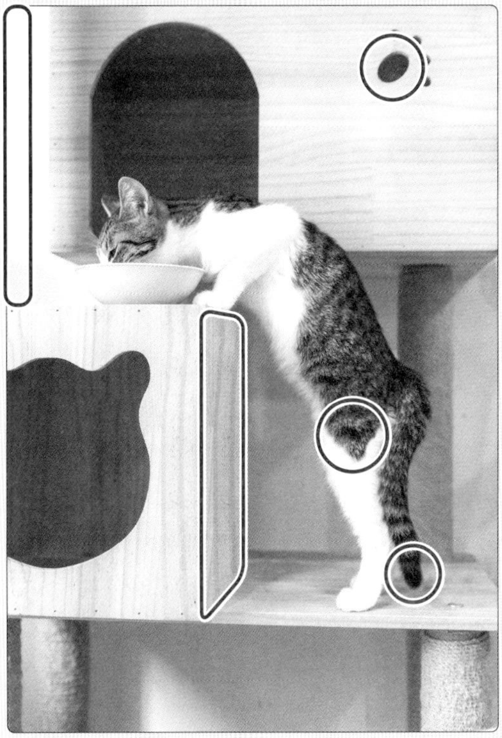

⓮ モフに敷かれるねこ (P18)

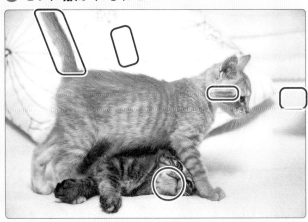

⑮あぜんねこ（P19）

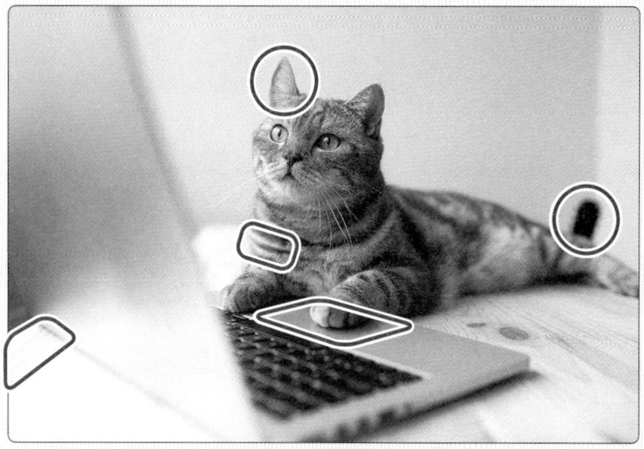

⑯エステねこ（P20）

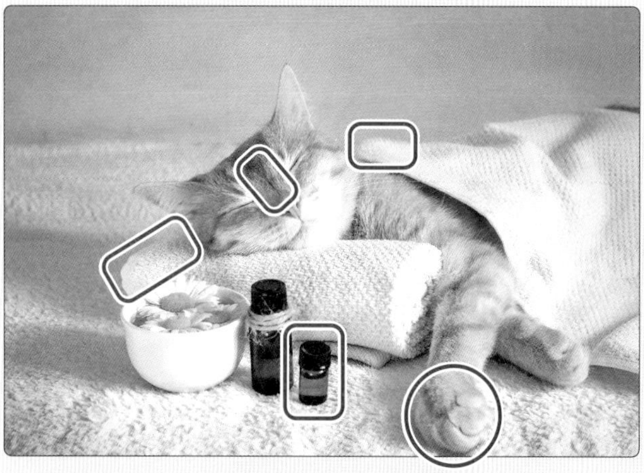

⑰旅するねこ（P21）

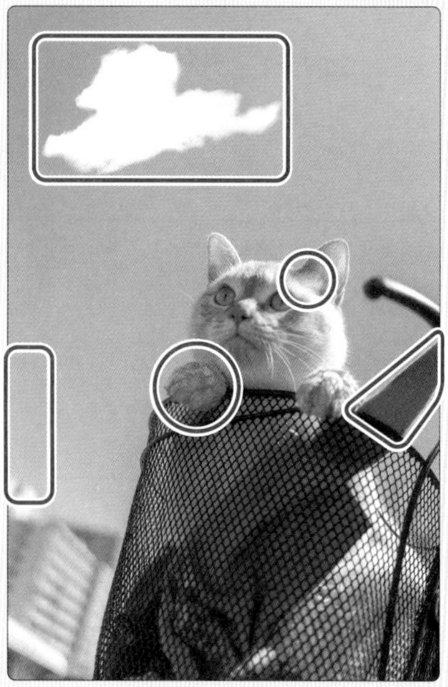

⑱遠足ねこ（P22）

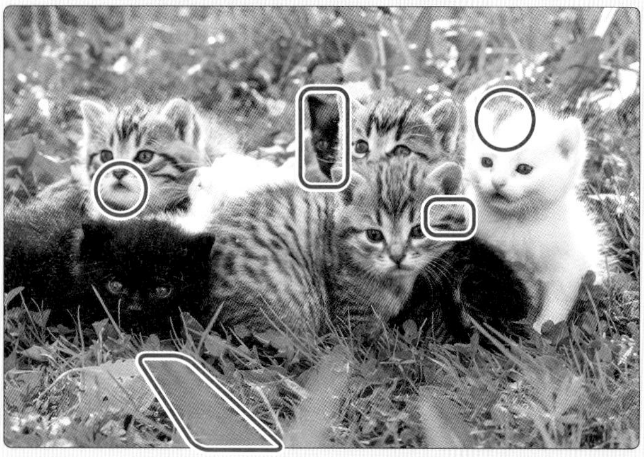

⑲かくれんぼねこ（P23）

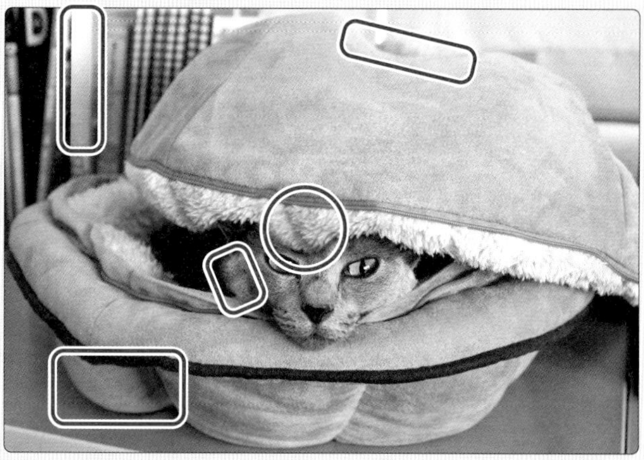

⑳ワンオペねこ（P24）

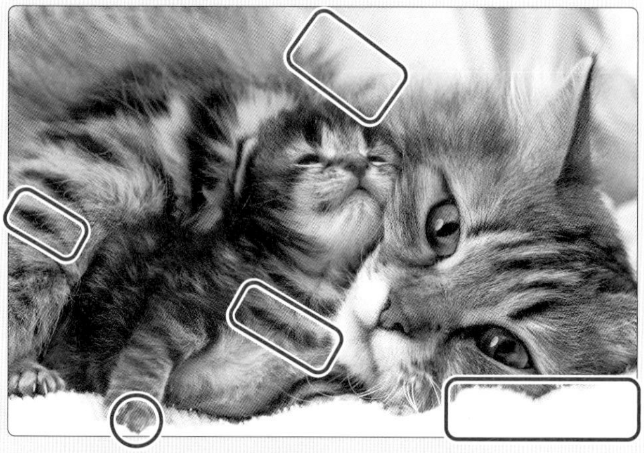

㉑日常ねこ（P25）

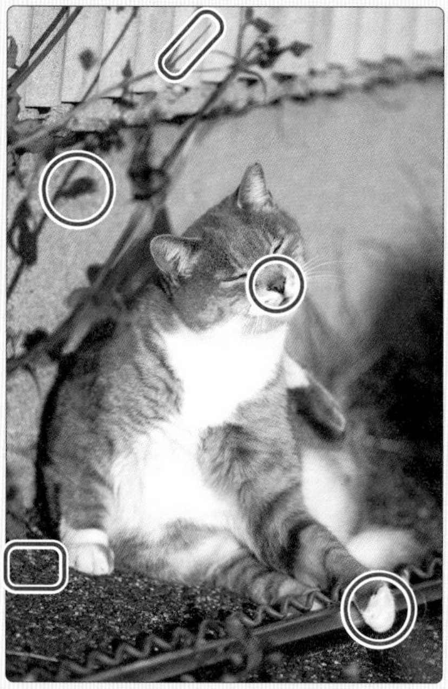

㉒すずらんねこ（P26）

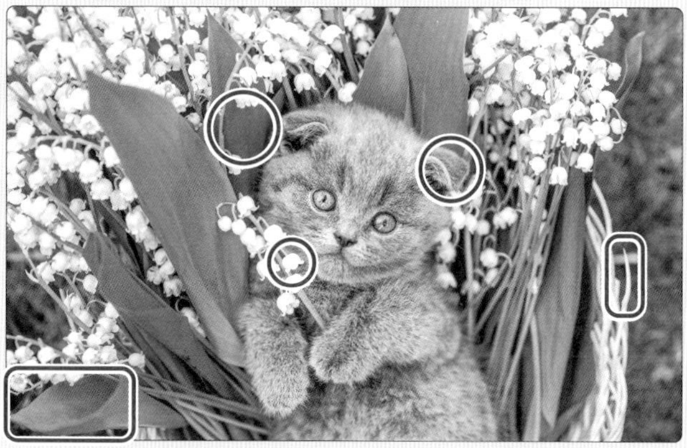

㉓ハッピーニャースデー（P27）

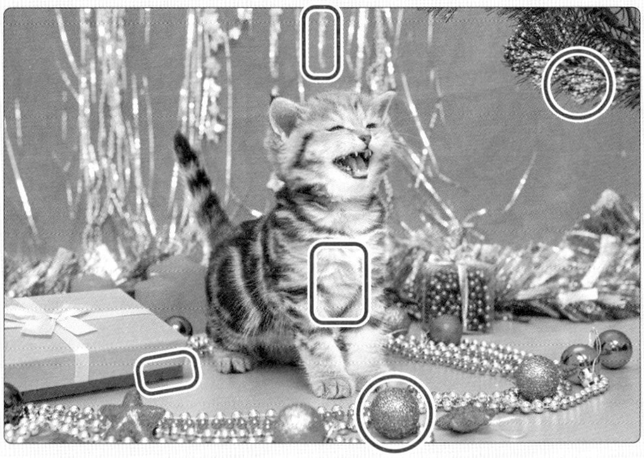

㉔きょうだいねこ（P28）

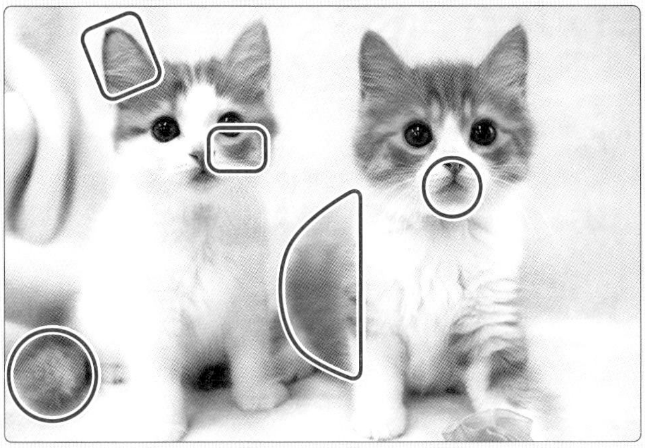

㉕しみじみねこ（P29）

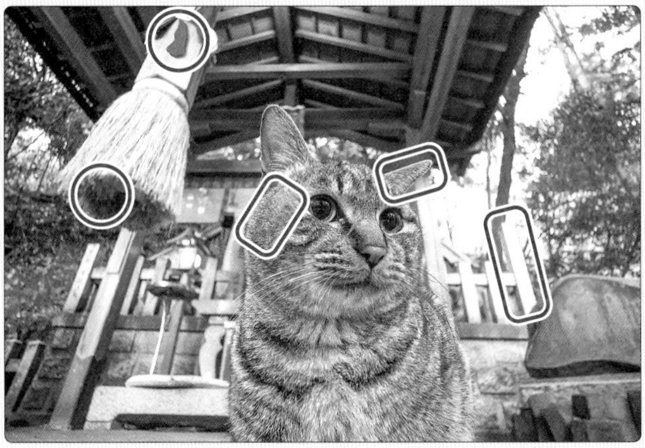

㉖勝負ねこ（P30）

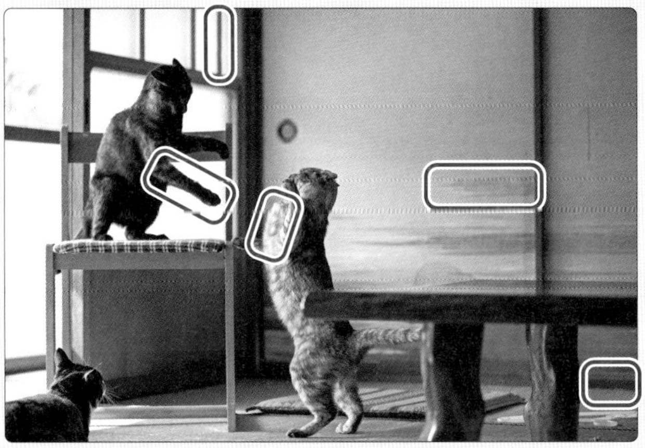

㉗ゴシップねこ（P31）

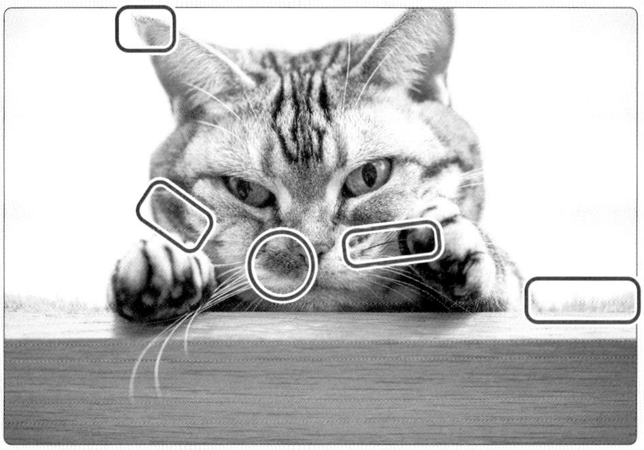

㉘雪やこんこねこ（P32）

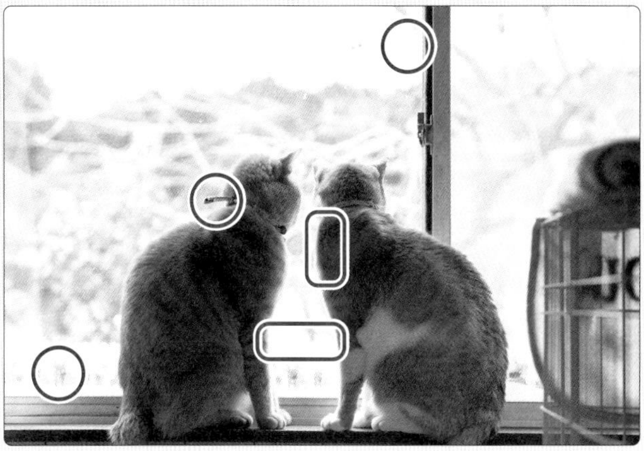

㉙バスケットねこ（P33）

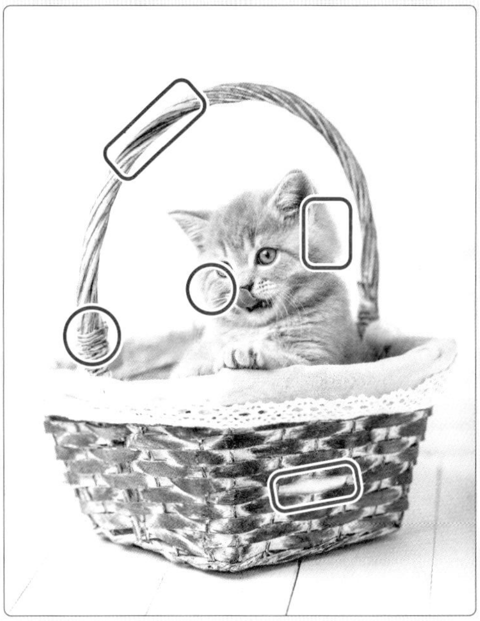

㉚突破ねこ（P34）

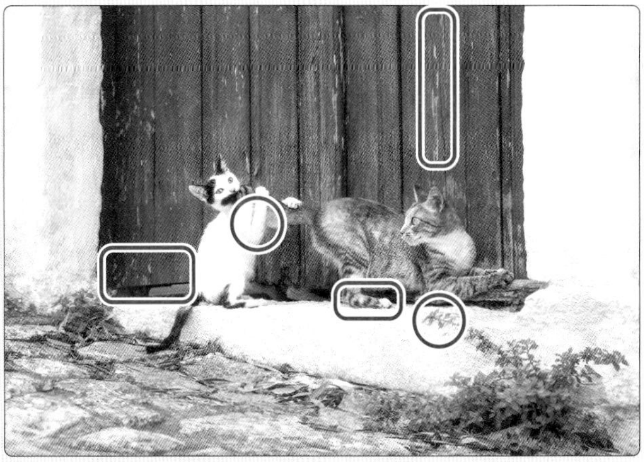

31 ジュエルねこ（P35）

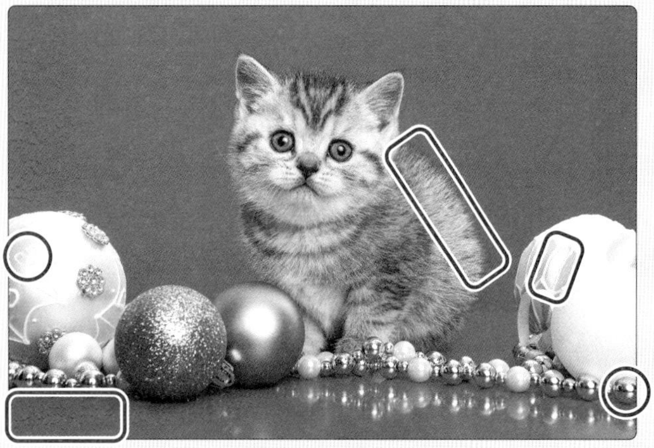

32 にゃんみ一体（P36）

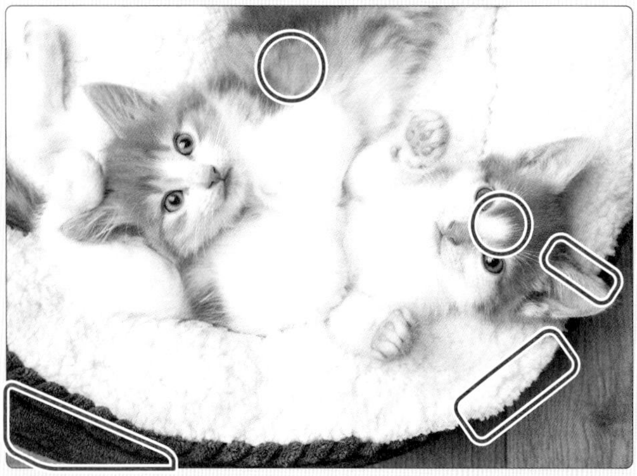

33 変顔ねこ（P37）

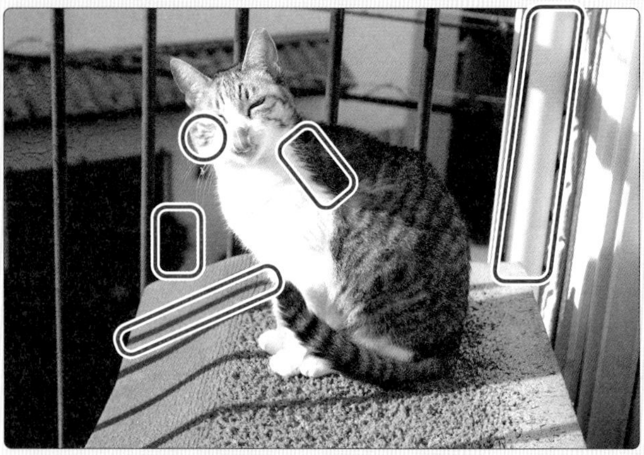

34 テーマパークねこ（P38）

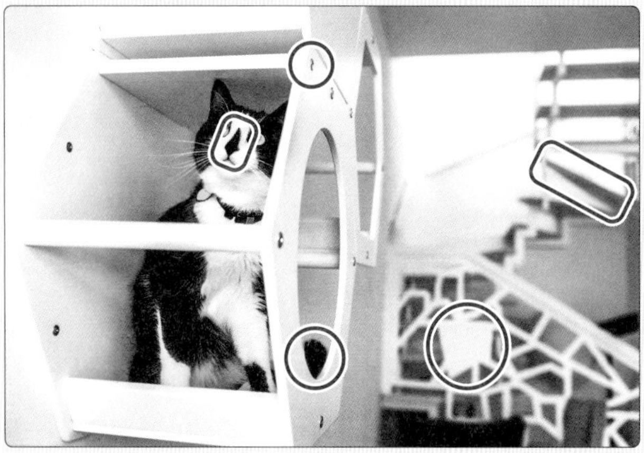

35 辛抱ねこ（P39）

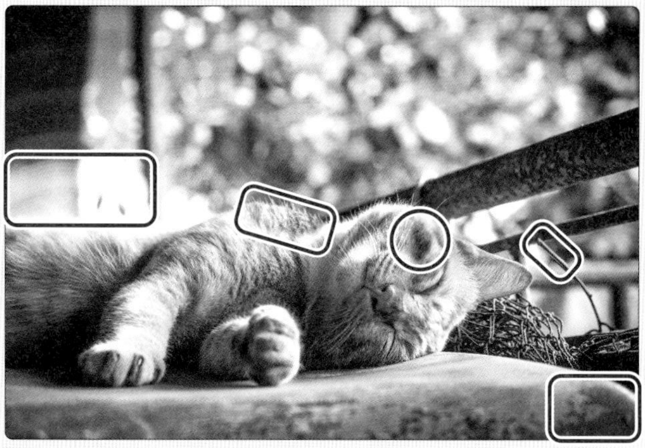

36 くまうさぎにゃんこ（P40）

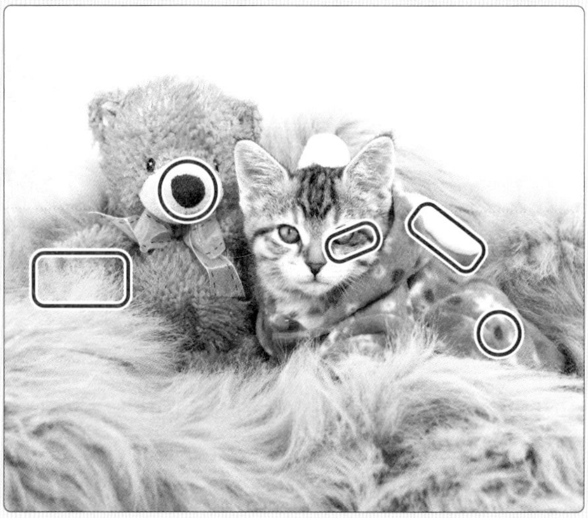

37 金しばりねこ（P41）

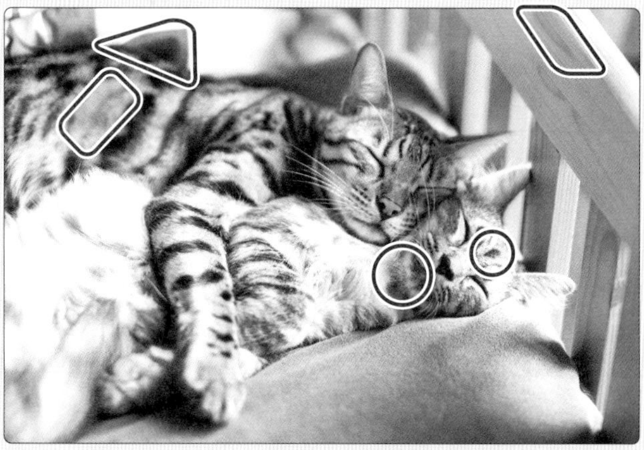

38 うっかりねこ（P42）

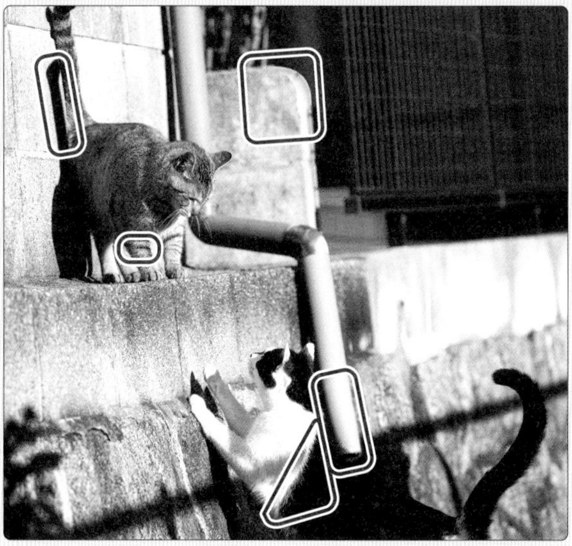

㊴監督ねこ（P43）

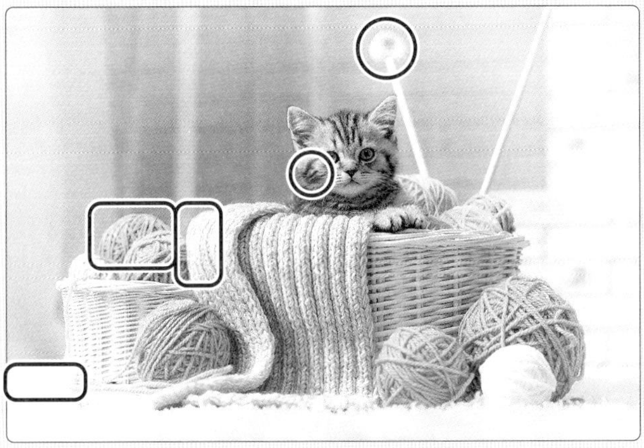

㊵怒りねこ（P44）

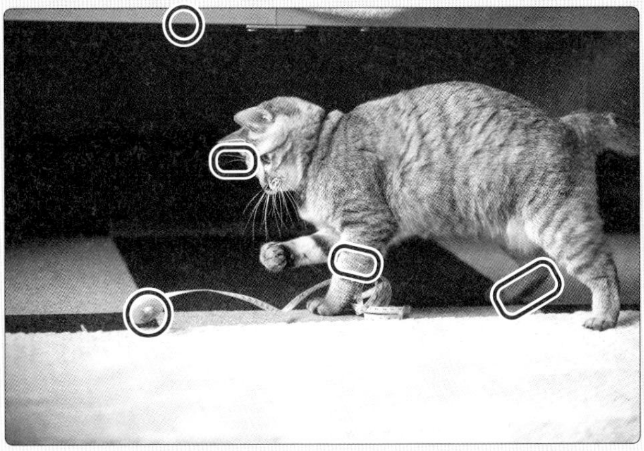

㊶お知らせねこ（P45）

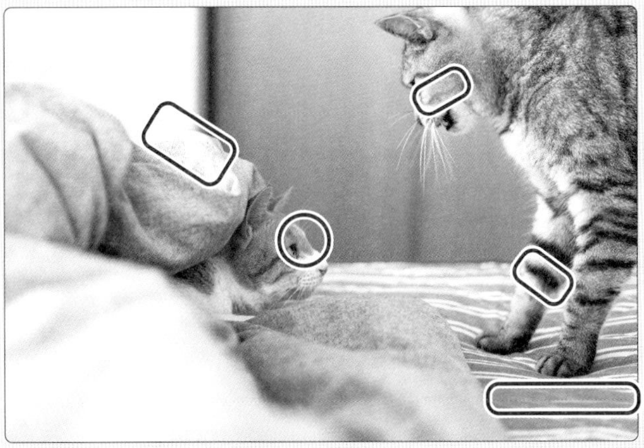

㊷推理ねこ（P46）

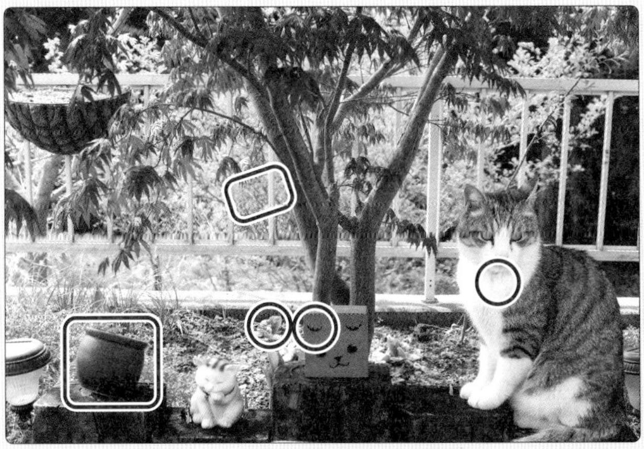

㊸外出ねこ（P47）

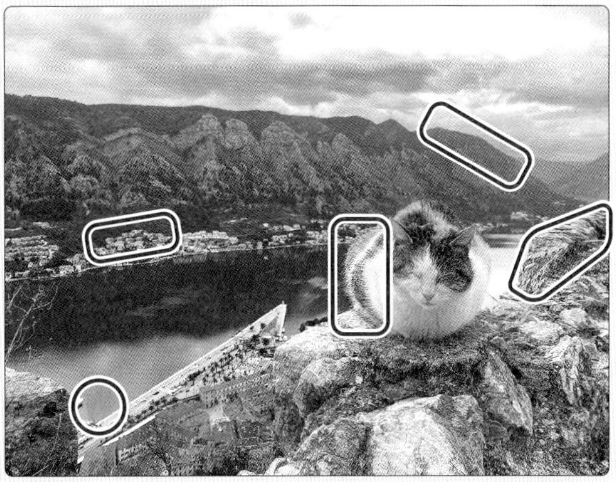

㊹勘のいいねこ（P48）

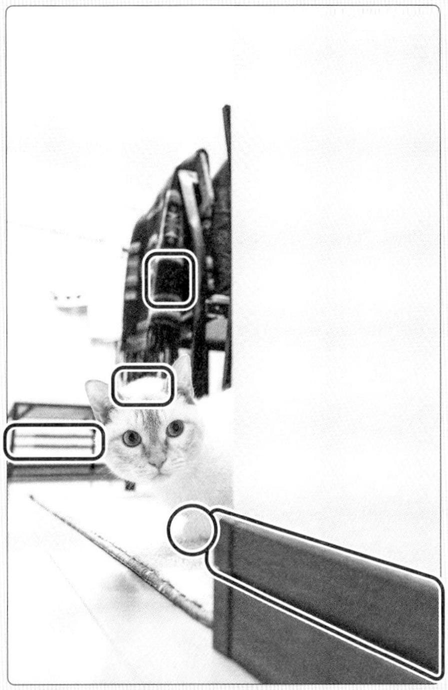

㊺順番待ちねこ（P49）

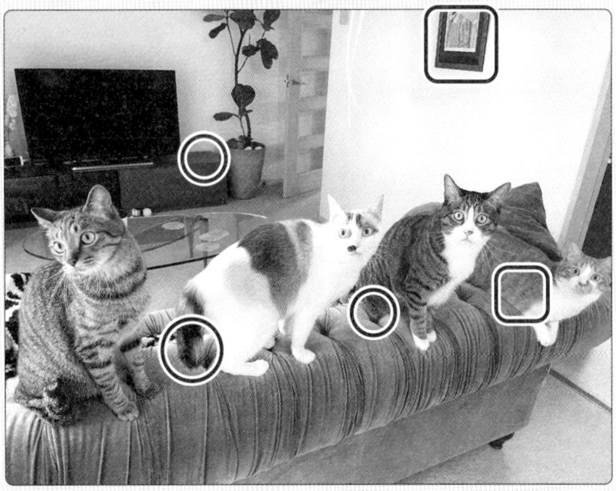

㊻お悩みねこ（P49）

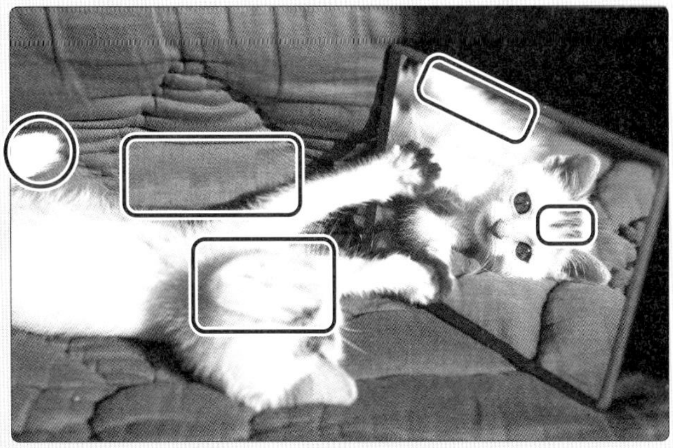

47 柔道ねこ（P50）

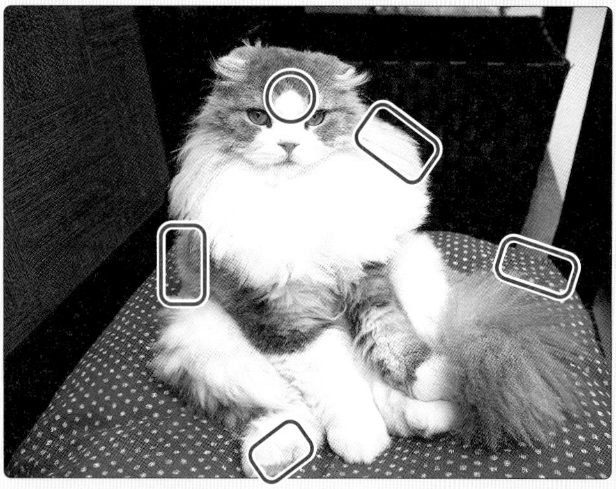

48 食いしん坊ねこ（P51）

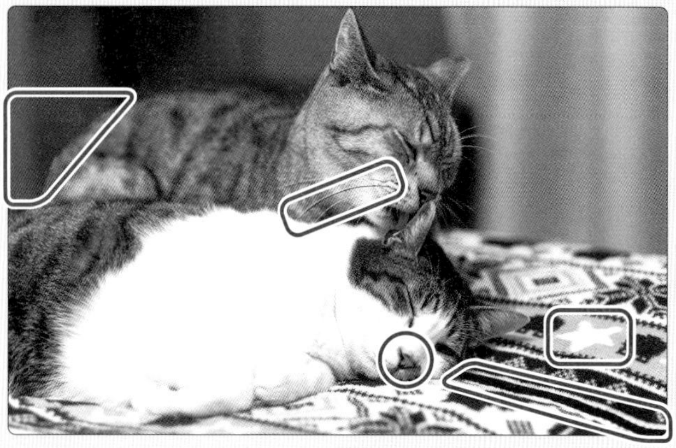

49 計算ねこ（P52）

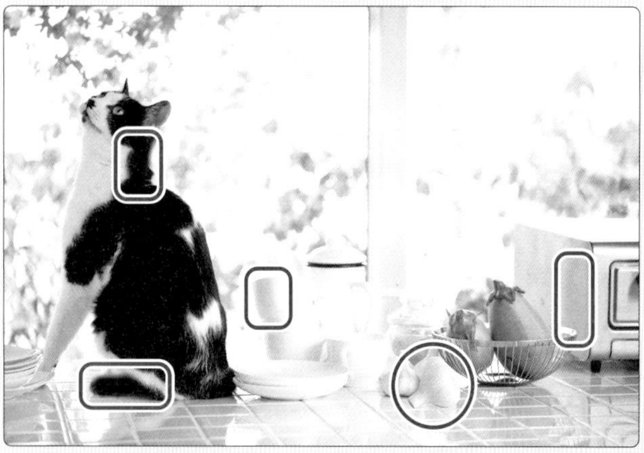

50 交渉ねこ（P53）

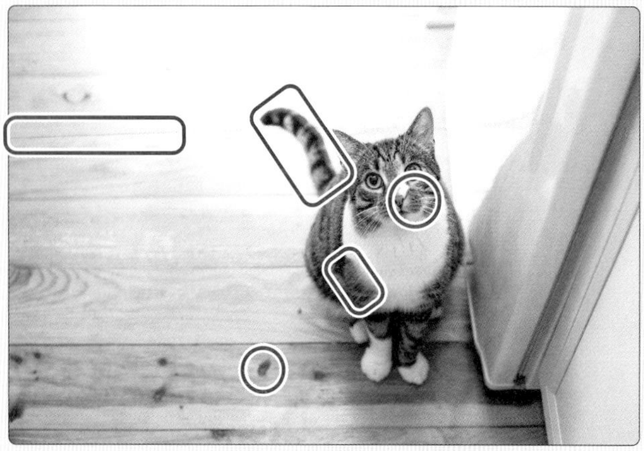

51 気高いねこ（P54）

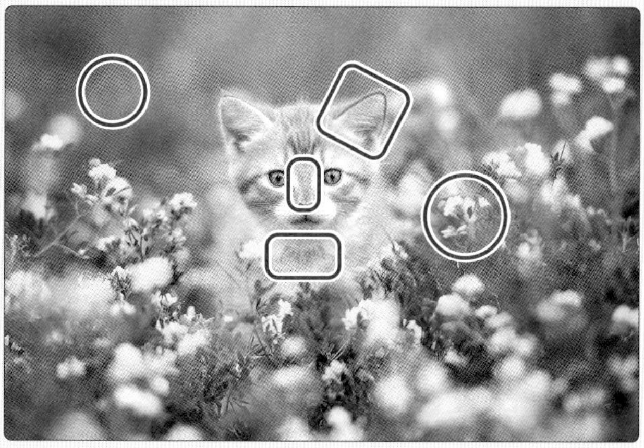

52 セクシーにゃんこ（P55）

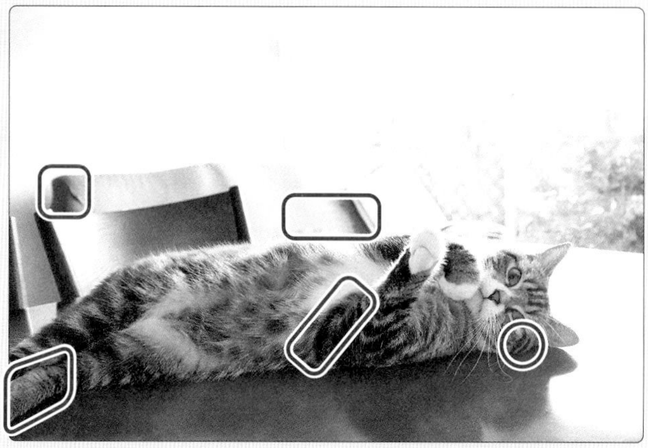

53 潜入ねこ（P56）

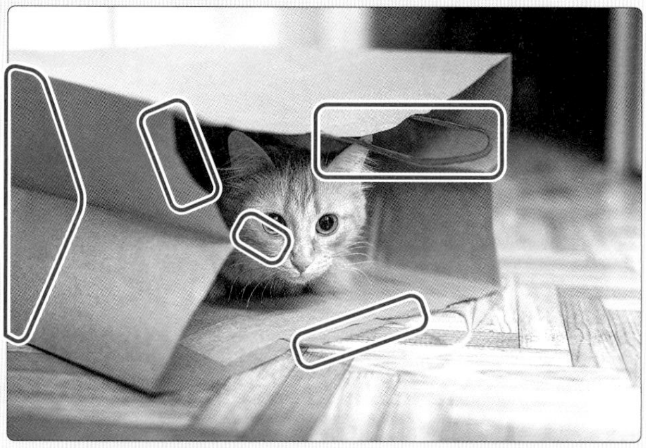

54 ワイナリーねこ（P57）

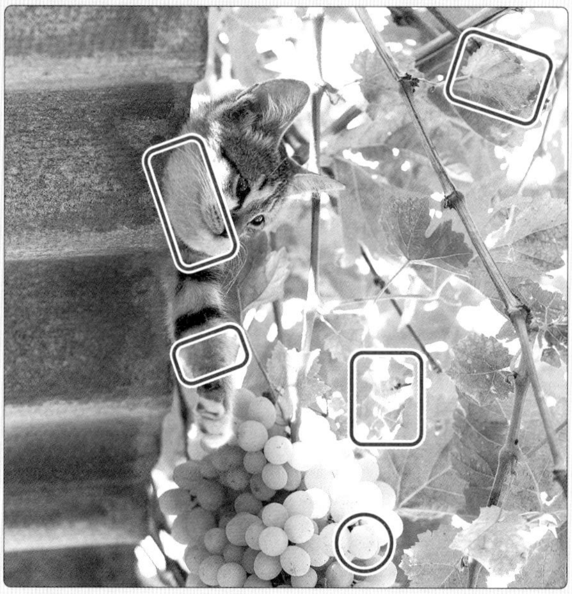